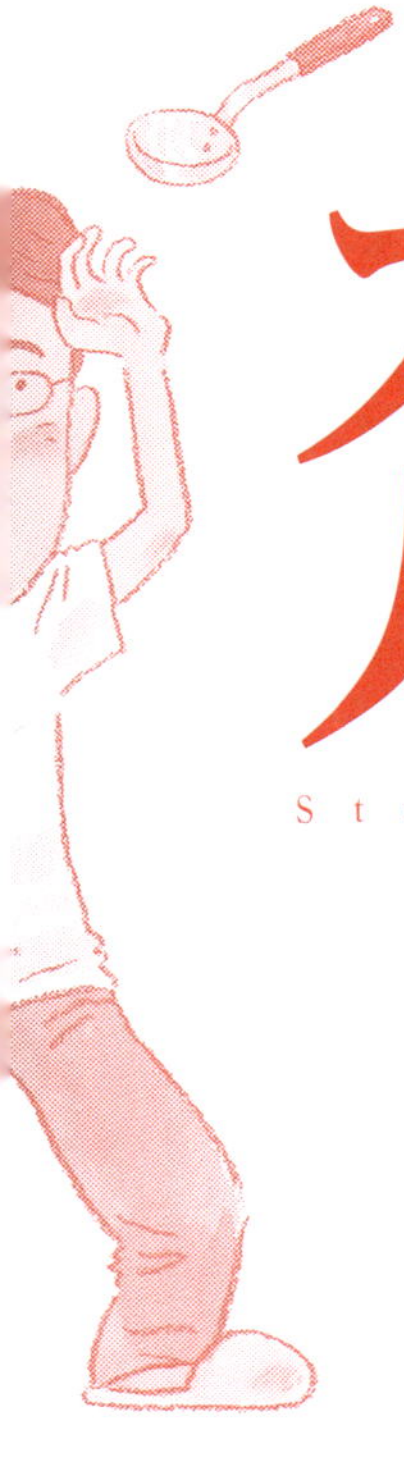

ストレスが人を育てる

Stress Helps You Grow.

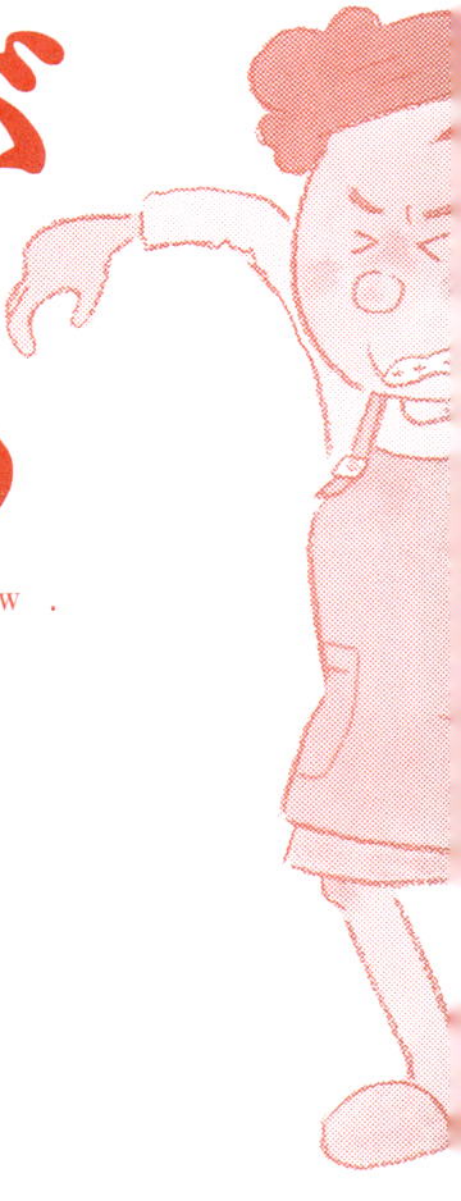

永関慶重

道友社

まえがき

この摩訶《まか》不思議なストレスなるものの正体を、医学的に明らかにするとともに、ストレスを癒やしたり発散するだけでなく、〝生きる力〟へと転換していく極意をお伝えしたいというのが、この本を書いた主な動機です。つまり、背中を丸めた人たちには胸を張って頑張ってほしい。もっと大見栄《おおみえ》を切れば、ストレス社会なんかに負けず、「元気を出せ、日本！」と声を大にして叫びたいのです。

医者として、天理教の信仰者として、そんな熱い思いを込めた私の〝応援歌〟に、巻末の解説を通して、さらなる熱いエールを送ってくださった山本利雄《やまもととしお》先生（天理よろづ相談所病院「憩《いこい》の家」元院長）は、私の精神面での恩師です。この場をお借りして、心より御礼申し上げます。そして今春、ふるさと山梨の地に開院する「ながせき頭痛クリニック」を営んでいくうえでの指針とさせていただきます。

最後になりましたが、本書の出版に当たり、ご高配ご尽力を賜《たまわ》った天理教道友社編集出版課の松本泰歳《まつもとやすとし》氏に深謝いたします。

平成十五年三月

著者

目　次

目　次

装丁・イラスト——森本　誠

序　章

「国民総ストレス社会」をどう生きるか

脳科学で心の世界の解明へ

〝第二の応仁の乱〟の時代に

ここに興味深いアンケートがあります。「健康日本21推進フォーラム」が平成十二（二〇〇〇）年に行った、首都圏在住の中学生と高校生計四百四十二人を対象とした調査結果です。これによると、日常的に「ストレスを感じる」と答えた子供が七二・〇パーセント、とくに女子では八〇・七パーセントにも上ることが分かりました。

ストレスの主な原因としては、「学業成績」と「友人関係」がともに四五・九パーセントを占めており、日本の思春期の子供たちが、いかに日常的にストレスにさらされているかをうかがうことができます。

〝日本発世界恐慌《きょうこう》〟の可能性さえささやかれる出口の見えない不況、相次ぐ中小企業の倒産と大企業のリストラによる戦後最悪の失業率、政官財の癒着《ゆちゃく》による相次ぐ汚職と不祥事《ふしょうじ》、青少年による凶悪事件の続発など、今日の日本社会を覆《おお》う深刻な状況を踏まえて、宗教学者の山折哲雄《やまおりてつお》氏（国際日本文化研究センター所長）は〝第二の応仁《おうにん》の乱〟と表現しているほどです。

年間の自殺者三万人超

自殺者は、ここ数年というもの年間三万人を優に超えており、とりわけ中高年男性の自殺率は高く（二〇〇一年、四十歳以上の自殺率は全体の七五・四パーセントを占める）、男性の平均寿命を引き下げるほどです。

かつて、交通事故による死者が一万人を超えたことで、マスコミはセンセーショナルに「交通戦争」と呼びましたが、この数字の実に三倍強の人々が、自らの意思でいのちを絶っていることに驚かされます。しかも、この自殺者の多さは、諸外国と比べても、ずば抜けて高い数値を示しているのです。

止まらない少子・高齢化

高齢化とともに、先進国の特徴である少子化は、西暦二〇〇〇年の〝ミレニアム・ベビー〟の余波もあって、一時は底を打つ気配が見えましたが、最近になって再びその傾向が強くなってきました。

厚生労働省の二〇〇一年の統計では、一人の女性が生涯に産む子供の数（合計特殊出生率《しゅっしょうりつ》）は一・三三人で、前年よりさらに〇・〇三ポイント下がって過去最低を更新しています。この数字は、先進諸国の中で最も低いレベルにあるのです。

少子化の主な要因として、女性の社会進出がすすんだにもかかわらず、それに伴う育児環境が十分に整備されていないという指摘があります。たしかに、そのことも一因でしょうが、私は、先行き不透明な社会に対する漠然とした不安感が、若い女性に子供を産むことをためらわせているのではないかと考えています。

かたや、長寿は人類の悲願でありました。そして今日、わが国には〝人生八十年時代〟が到来し、世界一の長寿国となりました。その原動力は、高度に発達した医療に負うところが大きいのは周知の通りです。

「親孝行したくないのに親がいる」

長生きできるようになったのはいいことですが、皮肉なことに、長すぎる〝人生の秋〟をどのように生きていけばいいのか、戸惑うお年寄りも少なくありません。サラリーマンが定年（六十歳）まで社会で働く時間は、およそ十万時間といわれていますが、一日の大半を自由に使える定年後の二十年間は、それに匹敵《ひってき》する長い時間が残されているのです。人間の働きという観点から言えば、定年は人生の〝折り返し地点〟にすぎないのです。それだけに、子育てや仕事を終えた高齢者の身になれば、残された〝第二の人生〟をどう生きるかは切実な問題なのです。

子供にとって、親が長生きするのは喜ばしいことです。ところが、痴呆《ちほう》や寝たきりになった親の介護が重荷になると、かつての「親孝行したい時には親はなし」の川柳《せんりゅう》をもじって、「親孝行したくないのに親がいる」などと、辛辣《しんらつ》な言葉交じりに高齢社会の現実を嘆く子供が出てきます。

核家族化に伴って、お年寄りの孤独死も増えました。親としては、子供に迷惑をかけないように「病まずボケずにポックリ逝《い》きたい」と願うのは、現代のお年寄りに共通する悲しい姿ではないでしょうか。

いまや子供もお年寄りも、女性も男性も「国民総ストレス社会」に生きているといっても過言ではありません。


「ストレスって何？」


それでは、現代人はどんなことにストレスを感じているのでしょうか。

まずは人間関係が挙げられます。学校や職場、隣近所との付き合いは言うまでもなく、本来は安心してくつろげる場所であるはずの家庭までもが、ストレスの原因となっているようです。

また、コンピューター社会の出現によって「テクノストレス」という新たな現象も起こってきました。これは、コンピューター業務に携わっている人たちに、憂うつ感、不安感、焦燥感《しょうそうかん》が高まり、頭痛や肩こりなどの症状が現れるというものです。

小さな子供が「ストレス」という言葉を日常的に口にする世の中ではありますが、あらためて「ストレスって何？」と尋ねられると、答えに窮《きゅう》してしまいます。たしかにストレスの正体はつかまえにくく、専門家の定義も百人百様と言っていいほどです。

ストレスの感じ方は人それぞれ

地震などの激烈な自然災害に見舞われたり、凶悪な事件の被害に遭ったときなど、誰もが強いストレスを受けます。阪神《はんしん》大震災以降、社会の注目を集めるようになったPTSD（心的外傷後ストレス障害）は、本人が容易に受けとめられないほどの強いストレスがトラウマ（心の傷）となり、それが精神的な症状はもとより、身体的な障害となって現れるというものです。

とはいえ、同じような悲惨《ひさん》な状況に遭遇《そうぐう》しても、なかには心に深い傷を負いにくい、たとえ傷を負っても、それを克服していく人たちがいます。

いまは極端な例を挙げましたが、私たちの身近なところでも、人によってストレスの感じ方が違うことを経験しています。ある人にとっては精神的に参ってしまうような状況でも、別の人にはそれほどでもないというケースはよく見受けられます。

要するに、ストレスは普遍《ふへん》的でなく相対的なもの、人によって、環境によって、また時代によって、さまざまに変わるものなのです。

そうであるからこそ、溜《た》まったストレスを飲酒や趣味に興じることで解消しようとする対症療法だけでなく、ストレスを乗り越えていく根治《こんじ》療法、逆に、ストレスをエネルギーに変え、さらには自分自身を成長させる生き方を目指す道があることを、この本で提言したいと思います。

脳とストレスの密接な関係

まず、私がなぜストレスに関心を持つようになったのか、そのことからお話ししたいと思います。

私は脳神経外科医になって二十五年になります。

ところで、脳神経外科医のイメージとはどんなものでしょうか。手術服を着て、患者の頭部をメスで開いて処置をしている姿でしょうか。もちろん、それも仕事の一部です。普段は外来患者さんの診察に当たっていて、救急車で運ばれてきた患者さんの処置などを行っています。

そんな仕事の印象から、脳にかかわる医療と、カウンセリングの現場などで論じられるストレスとは一見、無関係のように思われるかもしれませんが、実は両者の間には密接な関係があり、その研究は、近年になって急速に進んできています。

二十一世紀は〝脳の世紀〟

『読売新聞』が特集したノーベル賞受賞者を囲むフォーラムの記事（二〇〇〇年十二月七日）の中に、利根川進《とねがわすすむ》氏（アメリカ・マサチューセッツ工科大学教授）の注目すべき発言がありました。

「人間とはどういう機能を持った生物かを考える場合、免疫《めんえき》や運動のような肉体に由来した能力とは別に、心や精神のような働きがある。これが人間と他の生物とを分ける最大の特徴だ。つまり『人間とは何か』に解答するには、心を解明しなければならないということだ。今世紀の生命科学の発見の大部分は、肉体の機能ばかりだった。心は脳などから構成される中枢《ちゅうすう》神経で生み出される。

しかし、脳の仕組みはいまだ解明されておらず、心の説明は生物学的にはできていない」

また、理化学研究所脳科学総合研究センター長の伊藤正男《いとうまさお》氏も「〝脳の世紀〟と呼ばれる二十一世紀は、哲学や心理学だけでなく、脳科学で心が解明される時代だ」と指摘しています。

患者の悩みに答えられない現代医療

原因不明の症状が増えた

現代の医療は、診断機器と治療技術および薬剤の急速な発達により、さまざまな病気の治癒《ちゆ》率が著しく向上しています。ところが、こうした目覚ましい成果の陰で、患者さんが密《ひそ》かに抱える悩みや素朴な問いかけに対して、医者の立場から十分に答えていない側面があるのではないかと私は考えています。

それは何かと言えば、近年になって、原因がよく分からない病気が急増しているという問題です。

私が以前勤めていた群馬県にある沼田《ぬまた》脳神経外科循環器科病院でも、ひどい頭痛で来院され、頭部ＣＴ（コンピューター断層撮影法）やＭＲＩ（磁気共鳴映像法）といった精密検査を受けた結果、「異常なし」と診断される患者さんがおよそ九割に上りました。

そうした患者さんたちは、検査結果を知って安堵《あんど》の胸を撫《な》で下ろす一方で、「でも、なぜ調子が悪いんだろう？」と不安がり、原因を知りたいと訴えられるのです。おそらく病院に来る前は、「何か悪い病気なのでは……」と恐る恐る門をくぐられたのではないかと思います。

それでも、ほとんどの患者さんは「異常なし」と分かるや、「脳腫瘍《しゅよう》でなくてよかった」「くも膜下出血でなくてよかった」「脳梗塞《こうそく》でなくてよかった」とホッとした表情をされますが、「なぜ頭が痛いのか」という患者さんの問いかけに対して、医者の答えが「異常なし」や「肩こりから来ているのでしょう」では、何も答えていないに等しいと思います。実際、「肩こりがなぜ頭痛を引き起こすのか」という因果関係について、明確な答えを用意している医者は、きわめて少ないと言わざるを得ません。

また、耳鼻科的には説明できないクラクラ感やフワフワ感を伴うめまい、胃の辺りが気持ち悪くなる胃部不快感、動悸《どうき》が止まらないなどの症状に悩む人もたくさんおられます。本人にとってはつらい症状なのですが、これらの症状の原因も、実のところ、よく分からないことが多いのです。

「病は気から」は正しい

しかし、こうした患者さんは、とくに入院を必要とするわけでもなく、自宅で食事をとることもできれば、独りでトイレにも行けるし、会社で働くこともできます。もし脳梗塞やがんであれば、そういう症状のまま十年も二十年も普通に生活することはできません。

「私は病気じゃないのか?」という不安が高じ、その感情にとらわれてしまうと、かえって症状を長く引きずったり、悪化させたりするのです。要するに、病気だと思い込んでしまうから、本当の病気になってしまうのです。まさしく「病は気から」なのです。

身体《からだ》の不調を抱える患者さんが、何かにつけて病院に通われるのは、そういう精神的な不安を解消してもらいたい面もあると私は思います。

診察室は〝悩み相談室〟

患者さんのこのような不安を解消することは、医者にとって大切な仕事です。本来、病院は、病気を治すというより、病気が治るための手助けをする所です。病気が治るための手助けとは、身体に備わっている自然治癒力を引き出す、いわば病気の原因となるウイルスや細菌に対する免疫力を高めるということです。

そのためには、患者さんの漠然とした不安を取り除く、つまりストレスをなくすことが、自然治癒力を引き出す大きな要因となることが近年になって分かってきました。それが、現代の病院に課せられた大切な使命だと私は考えています。

医者がそのことを自覚して、患者さんの心の状態に目を向けるようになると、診察室はちょっとした〝悩み相談室〟と化します。

私の場合もそうでした。こちらが患者さんの話に熱心に耳を傾けるようになると、日ごろは人に言えなくて不安に思っていることや、身体に関するさまざまな悩みなどを、それこそ堰《せき》を切ったように次から次へと打ち明けられるのです。

もちろん私自身、すべての病気を診断し治療する技術を持ち合わせてはいません。しかし、脳に関連した症状を訴える患者さんに、実は本当の病気ではないと話したのち、なぜそんな症状が出てくるのか、その理由を分かりやすく説明すると、患者さんはとても満足そうな表情を浮かべて診察室をあとにされるのです。

キーワードはストレス

そのキーワードとなるのが、実はストレスなのです。私自身、そのことに気がついたのは、脳の異常を検査・診断する従来の医療に加えて、診察室で患者さんの心の世界を知ろうと努力するようになってからでした。私のほうから患者さんの心の扉をたたき、根気よく心の持ち方を変えるように説き続けるうちに、表情が生き生きとして晴れやかになり、やがてストレスが原因と思われる諸症状が改善していったのです。

こうした臨床現場でのさまざまな経験を通して、心と身体の接点である脳の働きと、ストレスの正体がはっきりとつかめるようになってきました。

「病のもとは心から」

このことは、天理教の信仰を持つ脳神経外科医としても大きな収穫でした。子供のころから親に教えられてきた「病のもとは心から」という天理教の心身観を、再認識することができたからです。

私自身、一人の信仰者として、教祖《おやさま》・中山《なかやま》みき様の教えがいかに素晴らしいかを知ってはいましたが、脳神経外科医としても、いまさらながら天理教は〝最後《だめ》の教え〟であることを痛感させられました。

現代人は、たしかに多くのストレスを抱えて苦しんでいます。しかし、ストレスは負の面ばかりではありません。心の持ちようでストレスがストレスにならず、またストレスに感じても、それを乗り越えることで、逆に元気がみなぎってくるエネルギー源ともなり得るのです。

本書が、混迷する現代社会を生き抜く力の泉となり、心の働きを科学の目で見いだす一つのヒントになれば、このうえない喜びです。

第１章
ストレスと健康
115歳は夢じゃない

よく死ぬとは、よく生きること

人間の死亡率は一〇〇パーセント

この世に「絶対」というものがあるならば、それは生きとし生けるものは必ず死ぬということでしょう。その意味で、人間も生き物である限り、いつかは必ず死を迎えます。人間の死亡率が一〇〇パーセントということは、この世で最も確かな、揺るぎない真理なのです。

秦《しん》の始皇帝《しこうてい》は、不老長寿の仙薬《せんやく》を求めて、家臣の徐福《じょふく》を日本へ遣《つか》わしたと伝えられています。西洋にも若返りを求めた権力者の話があります。『旧約聖書』には、年老いたダビデ王を若返らせるため、若くて美しい娘を探してきて王のそばに置き、王と一緒に寝かせて王の身体《からだ》を温めさせたという話が残っています。

しかし古今東西、いかなる権力や財力をもってしても、誰一人としていのちの限りを超えることはかないませんでした。私自身、この厳然たる事実を、死を看取《みと》るという医者としての務めを通じて痛いほど感じてきました。

はかないゆえに尊いいのち

たしかに、人間はいのちの限りを超えられないのですが、同時に、少々のけがや病気では簡単に死なないということも、医療活動を通して実感しています。

人間は簡単には死なないのですが、その半面、ある日突然、予期せぬときに死は訪れます。私が診《み》ていたある患者さんは、交通法規を守って車を運転していたのですが、ダンプカーがセンターラインを越えて突っ込んできたため、いのちを奪われました。もしその患者さんが、あと○・五秒早く、その場を通り過ぎていたら、いまも健在であっただろうと思います。その方の病気を懸命に治療していた私は、あまりにもあっけない最期に、呆然《ぼうぜん》となったことを覚えています。

人のいのちは長いようで短い。はかないからこそ、いのちは尊いのです。

自分の死は経験できない

人間は自分の死を経験することができません。死ぬということは、「死の三兆候《ちょうこう》」（瞳孔《どうこう》の拡大、心臓停止、脳波の停止）に従えば、心身の一切の機能が停止に至る状態だからです。それを、自ら客観的に認識することはできないのです。

人は、自分で自分の死を見ることも感じることもできませんが、自分以外の第三者にとっては、死は厳然とした事実です。死を目の当たりにすることで、その意味を確かに理解できるからです。

世界的なロングセラーとして知られるエリザベス・キューブラー・ロス博士の『死ぬ瞬間』はもとより、臨死体験についての研究書が近年、数多く出版されていますが、たとえ、それらの本の中で述べられていることが真実だとしても、あくまで死の直前までの経験であり、一時的な危篤《きとく》状態から覚醒《かくせい》した経験でしかありません。

結局、死ということは、第三者の死を通してしか実感できないのです。その意味で、死とは、他者の死を通してつくり上げられる自分の中の〝イメージの世界〟と言えるかもしれません。

かけがえのない〝いまを生きる〟

人間のいのちは明日《あす》をも知れません。そのはかなさゆえに、私たちは身近な人の死を通して自らの死をイメージすることで、かけがえのない〝いま〟を、いかに生きるべきかと真剣に考えるようになるのでしょう。もし、死がはかないものでなく、意のままになるとしたら、誰ひとり人生について真剣に考えようとはしないでしょう。

限りある人生をどう生きるか。自分なりの確かな人生観を持つことは、実りある人生をまっとうし、穏《おだ》やかな最期を迎えるうえで欠かせない条件なのではないでしょうか。生きてきた姿の集大成が死であるならば、よく死ぬとは、よく生きることなのです。

「まさか」から「もしや」の時代へ

人類という種の危機意識

一般に、死は孤独で恐ろしいものと思われています。たしかに、自分自身がこの世の一切のつながりから切れてしまうのですから、これほどの危機感に脅《おび》えることはほかにないでしょう。死と向き合うことは、信仰的にも哲学的にも、人間にとって永遠の課題なのです。

現代は、個人にとっての死の恐怖感に加えて、人類全体の、いわば人類という種《しゅ》にとっての生存の危機が叫ばれる時代でもあります。最近の世界情勢を見るにつけ、人類の未来に不安を感じるのは、私一人ではないでしょう。

現代人の最も大きな不安材料である地球環境問題、とくに地球温暖化については、先進国と途上国の利害の対立もあって、いまだに有効な防止策を見いだすには至っていません。

このほかにも、世界中で四千二百万人が感染しているといわれるエイズ（ＨＩＶ）の蔓延《まんえん》、ＰＣＢやＤＤＴなど生殖器や脳の形成などに重大な障害を与える「環境ホルモン（内分泌撹乱《ないぶんぴつかくらん》化学物質）」による生態系への影響、地域・民族紛争《ふんそう》の激化など、人類の生存を脅《おびや》かす材料は、数えあげればきりがありません。

9・11の悲劇と「文明の衝突」

とりわけ、二十一世紀の始まりの年であった二〇〇一年九月十一日、アメリカで起こった同時多発テロは、世界中を震撼《しんかん》させました。これに対してアメリカは、実行犯と目されるテロ組織「アル・カーイダ」をかくまったとして、タリバン政権下のアフガニスタンを攻撃しました。世界で最も豊かな国が最新の兵器を駆使し、世界で最も貧しい国が焦土《しょうど》となるまで激しい空爆を続けたのです。

こうしたイスラム世界とキリスト教世界の「文明の衝突」は、民族や宗教をめぐる新たな地域紛争の火種になりかねず、パレスチナやイラク問題などとともに、今後の中東情勢は予断を許しません。

〝分水嶺〟に立つ日本

国内に目を転じてみれば、私たちは、日本という国の将来を占うような〝分水嶺《ぶんすいれい》〟に立っている感を強くします。経済の低迷、政官財の堕落《だらく》による世界的な信用の失墜《しっつい》など、これまた枚挙《まいきょ》にいとまはありませんが、なかでも私が憂《うれ》えるのは、社会を構成する〝基本細胞〟とでも言うべき家族が崩壊しつつあること、そしてそれに伴う青少年の凶悪事件が相次いでいることです。

もとより、その責任は、思慮分別《ふんべつ》のない無気力な若者に育てた親にあることは明白ですが、日本の未来を担うべき若者たちのこうした状況を見るにつけ、「これからの日本は、果たしてどうなっていくのだろうか?」と先行きが案じられます。

危険と背中合わせの現代

振り返れば、平成七（一九九五）年に起こった阪神《はんしん》大震災とオウム真理教事件を発端として、日本の社会には、明日《あす》を無事に生きられるか分からないという漠然とした空気が広がっていったように思います。

つい、ひと昔前まで「日本ほど治安のいい国はない」といわれていました。もちろん諸外国に比べて、今日でも治安はいいほうなのですが、犯罪の検挙率が著しく落ち込み、街を歩いていて突然誰かが包丁《ほうちょう》を振り回して襲ってくるといった、いつ、どこで、何が起こるか分からないという不安感が、現代人の心に根づき始めたのではないかという感じを受けます。

もはや日本の安全神話は崩れつつあるようです。人々の安全に対する意識が「まさか」から「もしや」に変わるとき、いのちを脅かされかねないという根源的な不安感が社会を覆《おお》い、人や制度や組織に対する不信感がはびこるようになりました。この先、私たちは何を信じて生きていったらいいのだろう。国か、会社か、隣人か、家庭か、はたまた宗教か……。そのどれもが信じられなくなったとき、人々の心から〝拠《よ》り所《どころ》〟が失われてしまったのです。

いま私たちは、危険と背中合わせの社会に生きていると強く意識しています。

人間にとって、生存を脅かされるのでは、という危機意識ほど大きなストレスはありません。現代日本が「ストレス社会」と呼ばれる背景には、こうした根源的な不安感が根強くあるのかもしれません。

死を見つめる人生観を

ところで、日常的に漠然とした死への恐怖感を抱いていても、実際のところ、現代人は、他者の死を目の当たりにする機会が減っています。そんな中で、いつか必ず訪れるであろう死を見つめながら、確かな人生観を持って生きることは、ストレス社会を生き抜くうえでの大切な要件ではないかと私は考えています。

と同時に、人類全体としての危機感を乗り越えていく知恵も兼ね備えていなければ、世界を覆う終末的空気に押し流されてしまいかねません。こうした時代にこそ、宗教は普遍《ふへん》的な価値観や哲学を提供していく責任があると思います。

日本人はどんな病気で死ぬのか

むかし結核、いまはがん

先ほど、人間の死亡率は一〇〇パーセントと述べました。では、私たち日本人は、どんな病気で死んでいるのか見てみましょう（次ページのグラフ参照）。

半世紀ほど前の昭和二十五（一九五〇）年、日本人の死亡原因の第一位は結核でした。間もなく脳血管疾患《しっかん》（脳梗塞《こうそく》、脳出血、くも膜下出血など）が台頭し、その位置を取って代わりました。五十六年に悪性新生物（がん）が死因の第一位になるまでの約三十年間というもの、脳血管疾患は、わが国で最も恐れられていたのです。

ところが、昭和四十年以降、脳血管疾患は減少傾向に転じていきます。注目すべきは、二十五年以降、がんによる死亡率が年々右肩上がりに上昇していったことです。この数値は、今後も伸び続けるであろうことは容易に想像がつきます。

主要死因別にみた死亡率（人口10万対）の年次推移

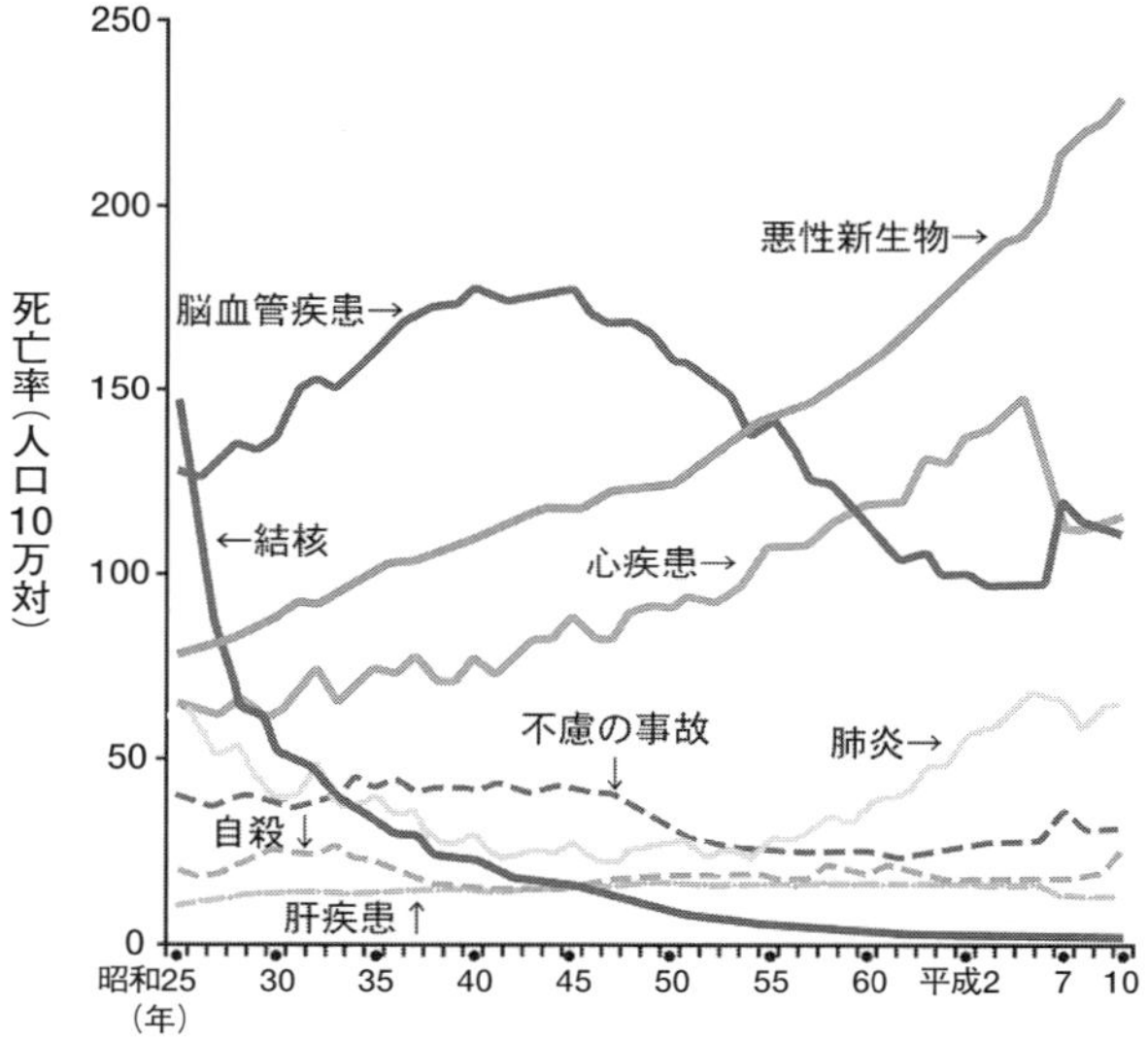

厚生労働省「人口動態統計」から

このほか、心疾患（心筋梗塞、狭心症、心不全など）の死亡率も昭和二十五年以降、がんとほぼ平行しながら上昇傾向を示しています。六十年には脳血管疾患を抜いて、死亡原因の第二位に浮上してきました。

　また、昭和五十五年以降は、肺炎による死亡率が高まってきました。その理由は、高齢化が進んだためです。つまり、お年寄りが寝たきりになると、体力、抵抗力、免疫《めんえき》力が低下し、風邪《かぜ》をこじらせて肺炎で亡くなる人が増えたためではないかと思われます。

三大生活習慣病

平成十三年の国民の総死亡数は約九十七万人ですが、その上位三つの死因を挙げると、がん、心疾患、脳血管疾患の順で、それぞれ約三十万人（三一・〇パーセント）、約十四万八千人（一五・三パーセント）、約十三万一千人（一三・六パーセント）に上ります。

これらは、かつて〝成人病〟と呼ばれていたもので、現在は、年齢にかかわりなく悪い生活習慣が原因で発症することから「生活習慣病」といわれています。この三大疾病《しっぺい》が、日本人の総死亡率の実に六割を占めているのです。

医学は日進月歩で発展していますが、なぜ、これらの病気による死亡が減らないのでしょうか。その理由については、医学的にさまざまな議論がありますが、のちに述べるように、現代のストレス社会が、このような現象をもたらしているのではないかと私は考えています。そのことについては、第二章で詳しく説明したいと思います。

なぜ減らない？　呼吸器系のがん

では、現代日本人の死亡原因の第一位であるがんのうち、どの部位のがんが多いのでしょうか。

平成十三年の厚生労働省の統計によると、男性のがんによる死因で最も高いのは、気管・気管支・肺といった呼吸器系のがんです。従来多かった胃がんは年々減っていますが、それでも第二位。次いで肝臓がん、大腸がんの順になっています。

女性の場合、男性と同じように胃がんは年々減少傾向にありますが、いまなお第一位です。女性特有の子宮がんは減っているものの、大腸がんと、気管・気管支・肺がんは増加傾向にあり、それぞれ二位と三位を占めています。

ここで一つ疑問が湧《わ》いてきます。呼吸器系のがんの主な原因と目されているのはタバコです。ところが、日本人の喫煙率（二〇〇二年度・JT発表）は、二十二年前の一九八〇年に比べて、男性で七〇・二パーセントから四九・一パーセントへと減少しています（女性は一五パーセント前後で推移）。にもかかわらず、男女ともに気管・気管支・肺がんによる死亡率が上昇しているのはなぜでしょうか（男性は十五年前の五・八倍に増）。

いまのところ原因は究明されていません。しかし、状況証拠を細かく検討していくと、おおよその見当はつきそうです。その要因の一つは、ストレスによる免疫力の低下にあるのではないかと私はにらんでいます。

食生活の欧米化で脳梗塞が急増

脳血管疾患のうち、死亡原因で高い率を占めているのは、脳内出血（一般的には脳溢血《いっけつ》といわれている）です。昭和四十九年に脳梗塞に取って代わられるまで、脳血管疾患の死因のほとんどは脳内出血でした。脳内出血には高血圧が大きくかかわっているので、伝統的な日本の食生活（塩分の取り過ぎ、血管壁を健常に保つための脂肪の摂取不足）に原因があったものと思われます。

昭和三十二年に「成人病予防対策連絡協議会」が発足し、なかでも脳内出血の原因となる高血圧の危険性が一般に浸透していきました。食生活も改善され、血圧をコントロールするようになって、脳内出血による死因は年を追うごとに低下していったのです。

医療技術の発達も大いに貢献しています。私の専門である脳神経外科の領域においては、手術用の顕微鏡《けんびきょう》や頭部ＣＴなどの導入により、診断と治療技術が向上した結果、脳内出血による死亡率は以前と比べて格段に低くなりました。

ところが、昭和四十年ごろを境に、脳梗塞による死亡率が急上昇し始めたのです。この時期は、三十九年に開かれた東京オリンピックをはさむ高度経済成長期であり、所得の上昇に伴って国民の食生活も飛躍的に豊かになりました。炭水化物、野菜、魚が中心だった日本の伝統的な食生活から、肉や乳製品などを中心とする欧米型の食生活へと変貌《へんぼう》していったのです。

これにより、日本人はカロリーと脂肪を必要以上に摂取するようになりました。こうした食生活の劇的な変化が、脳梗塞の急増に大きく影響したのではないかといわれています。つまり、高カロリー食は血管内にコレステロールを沈着させるので、血管が狭くなって詰まりやすくなります。脳内の血管が詰まると、その周辺の細胞に酸素や栄養が行かなくなって壊死《えし》してしまうのです。

心不全が減ったわけ

心臓の筋肉に栄養を供給する動脈の内側が狭くなったり、詰まったりして起こるのが心筋梗塞です。脳梗塞の場合と同じように、血管内の壁にコレステロールが過《か》剰《じょう》に沈着することで引き起こされます。これも昭和四十年ごろから徐々に増えています。

かつては、心臓の機能低下によって起こる心不全が心疾患の主流を占めていましたが、平成七年になると、心筋梗塞と順位が逆転しました。これには裏話があります。

実は、この年から死亡診断書の改定が行われ、「疾患の終末期の状態としての心不全、呼吸不全などは書かないでください」との注意書きがお役所から回ってきました。要するに、脳卒中《そっちゅう》で寝たきりになって死亡した場合、この死因が「心不全」

であっても、死亡診断書の直接死因を「脳卒中」と書くようになったのです。その結果、平成七年以降、心疾患の死亡率が減少傾向に転じたというわけです。これに伴って、脳卒中の死亡率は急上昇の曲線を描くようになりました。

しかし、心筋梗塞や狭心症のように、心臓の血管が詰まったために死亡した場合に注目してみると、昭和二十五年には人口十万人当たりの死亡率が九・九人だったのに対し、平成十年には五七・二人と約六倍に増えています。

今後、欧米型の食生活が大幅に改善されない限り、心筋梗塞もゆるやかに増え続けていくことが予想されます。

夢ではない「百十五歳定命」

寿命はもっと伸びるはず

日本は世界一の長寿国です。厚生労働省発表の平成十三（二〇〇一）年の平均余命（平均寿命）は、女性が八四・九三歳、男性が七八・〇七歳で、女性は十七年連続で世界一になっています。

この前年の報告では、六十五歳の人が、がんや心臓病あるいは脳卒中にならなかった場合、男性の平均寿命はあと七・〇〇年、女性は六・六七年伸びると推測しています。要するに、これら三大疾病にかからなければ、死亡原因の六割から逃れることができ、もっと寿命が伸びるというのです。

もちろん私は、長寿が即幸福の条件と言っているわけではありません。しかし、人生八十年時代とは、人類が史上初めて体験する画期的なことです。実際には、高齢化に伴うさまざまな問題も出てきていますが、健康で長生きできるなら、これに越したことはありません。

“百寿者”一万七千九百人

天理教の教祖である中山《なかやま》みき様は、人間が我欲を忘れて、陽気な心で、人をたすける生き方をしていくならば、究極的には「百十五歳」という年齢まで誰もが長生きできると説かれました。

平成十四年現在、世界の最長寿者は男女ともに日本人で、女性は鹿児島市の本郷《ほんごう》かまとさんで百十五歳、男性は福岡県小郡《おごおり》市の中願寺雄吉《ちゅうがんじゆうきち》さんで百十三歳になられます。

厚生労働省の「全国高齢者名簿」（長寿番付）によると、平成十四年現在の百歳以上の長寿者は、過去最高を更新して一万七千九百三十四人に上りました。その予備軍である七十五歳以上の高齢者は、一千三万人を突破しています。

東京都老人総合研究所が、百歳以上の長寿者（「百寿者」と呼ぶ）男女二百五十人を三年にわたって面接調査したところ、「心理的要素が長寿と大きくかかわっている」という結論に達したといいます。その代表的な傾向として、次の五つを挙げています。

一、自分で決めたことは最後までやる

二、他人の意見や考えは気にしない

三、社交的でよく笑う
四、意外と神経質なところがある
五、いまの自分に自信がある

ここから見えてくる〝百寿者〟のイメージは、自主自立の精神の持ち主、人間関係は社交的で、気配りもできる安定した人格、ということになるでしょうか。

人間の寿命の限界は百十五歳!?

実は、生理学的にも、人間の寿命の限界は百十五、六歳くらいではないかと推定されています。

日本の百歳以上の長寿者は年々増えています。次ページのグラフのように、一九六三年から一九九三年までの三十年間に、百寿者の数は約三十倍にも膨《ふく》れ上がっていますが、最長寿者の年齢は百十歳前後を推移していて、これ以上伸びるような傾向は見られません。つまり、百歳以上の長寿者が多くなっても、最長寿者の年齢はほとんど変わっていないのです。現在の世界一の長寿者である本郷かまとさんが百

日本の100歳以上の長寿者数と最長寿者の年齢

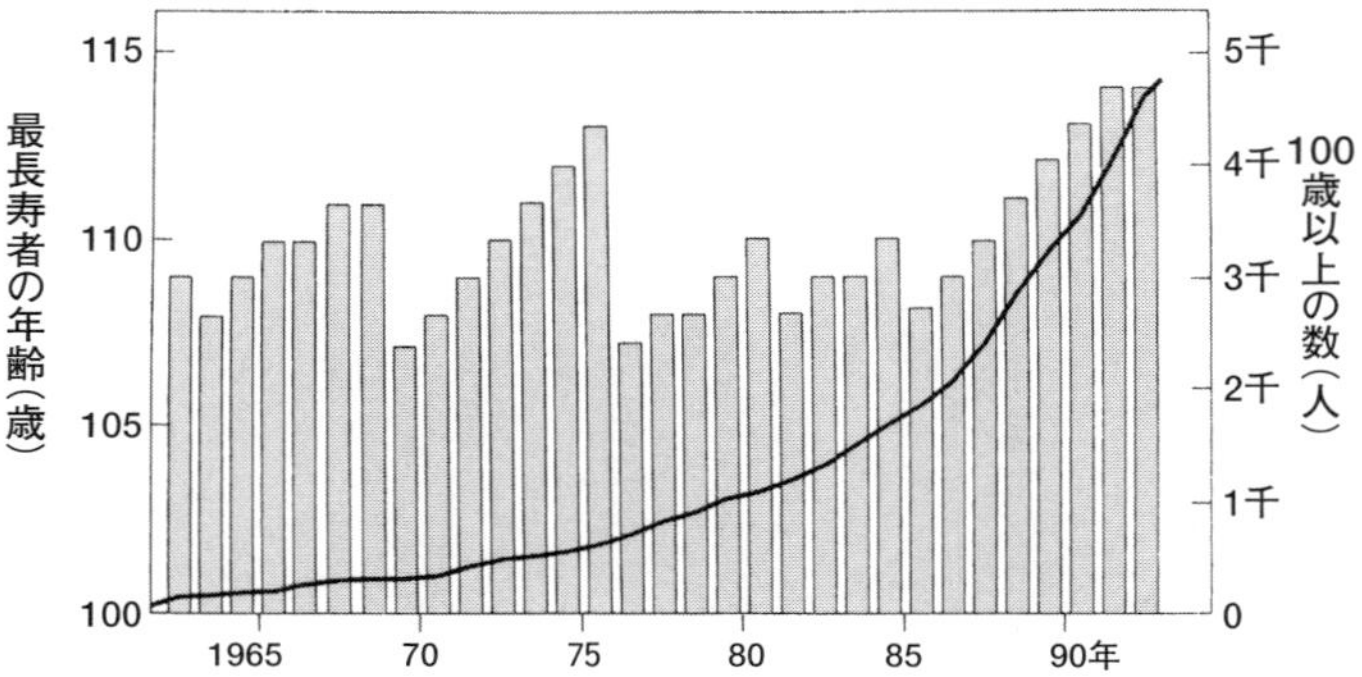

柴田博「老化の科学」『現代科学増刊』から

十五歳であることからも、人間の寿命の限界は、このあたりにあるのではないかと思えてきます。〈藤本大三郎『長寿学』〈筑摩書房〉参照〉

世界最長寿者は百二十二歳の仏女性

ところが、この寿命の壁を越える人が実在しました。記録に残っている中で人類史上最も長生きした人は、南フランスのアルル地方に住んでいたジャンヌ・カルマンさん（一八七五～一九九七）という女性で、死亡推定年齢は、なんと百二十二歳というから驚きです。

カルマンさんに記録を破られる前の最

長寿者は、日本の泉重千代《いずみしげちよ》さんの百二十歳と二百三十七日間だといわれています（泉さんは一九八六年に死去）。お二人とも、六十年かかって生まれた年の干支《えと》に戻ってくる還暦を二度迎えたことになるわけですから、その長生きぶりが分かろうというものです。

ちなみに、カルマンさんが生まれた一八七五年には、まだ電灯も電話も自動車も発明されておらず、作曲家のビゼーが歌劇『カルメン』を発表した年でした。また、カルマンさんが死亡したときの新聞記事には、十四歳のときに街で見かけた画家のゴッホについて、「汚くて短気で、いつも酒のにおいがしていた」と語っていたエピソードが紹介されています。

そんな彼女は、在世中「長生きの秘訣《ひけつ》は？」と聞かれて、「笑うことと、退屈しないこと」と答えたそうです。

笑いは脳を若々しく保つ

人間は一人では笑えない

ところで、人間は一人で泣くことはできますが、自分一人だけで笑うことは難しいものです。つまり、誰かがいないと、人は笑えないのです。笑いは、人と人とが交わって生きること、いわば社会性と深いかかわりがあると言えるでしょう。

では、人と人とが笑い合える関係とは、どんなものでしょうか。おそらく争ったり、いがみ合ったりする関係ではなく、お互いにたすけ合ったり、いたわり合ったりする関係であることは容易に想像がつきます。他者がいるから人は笑えるのであり、逆に、他者がいるからストレスにも感じるということは、人間関係や社会というもののあるべき姿を暗示しているように思います。

友人が少ないと老化は進む

人間関係が健康に及ぼす影響について、次のような調査結果があります。アメリカ・ハーバード大学公衆衛生大学院の疫学者《えきがくしゃ》リサ・バークマン博士は、カリフォルニア州アラメダ郡の住民四千七百二十五人の健康状態を九年間にわたって調べました。すると、社会的なつながりが最も弱い人、つまり友人の少ない人は、社会的なつながりが最も強い人に比べて死亡率が二倍も高いという結果が出たのです。これを踏まえて、バークマン博士は興味深い考えを述べています。
「孤独は人間の老化を加速するのではないか。孤独のような社会的要因が人の身体組織にマイナスに働き、老化を促進したり、さまざまな病気にかかりやすくさせている」と。

また、人間関係が豊かな人ほど、風邪をひきにくいことも証明されています。孤独な人はそうでない人に比べて、風邪をひく確立が四倍も高かったというのです。
（川村則行『自己治癒力を高める』〈講談社〉参照）

良好な人間関係には健康な笑いがつきものです。笑いは、医学的に見ても健康にプラスになることばかりです。心の底から笑うことで全身がリラックスし、血管が広がって血行が良くなるからです。

「笑う門には長寿来る」

笑いが身体の免疫力を高めるという実験をした人がいます。岡山県倉敷《くらしき》市の伊丹《いたみ》仁朗《じんろう》医師です。伊丹医師は、治療中のがんの患者さんたち十九人を大阪の吉本《よしもと》新喜劇に連れていき、観劇の前と後で〃生体防御部隊〃であるNK（ナチュラル・キラー）細胞の働きを調べました。すると、観劇の直後から、NK細胞が著しく活性化していたというのです。

NK細胞が活性化されると、外から侵入してくるウイルスや腫瘍《しゅよう》などに対する免疫力が高くなります。要するに、病気にかかりにくくなるのです。昔から「笑う門《かど》には福来《きた》る」といいますが、実際に、笑いは〃長寿という福〃を招き寄せる行為であり、がんの予防や治療にも役立つということが明らかになりつつあるのです。

長生きの秘訣「退屈しないこと」

先ほど紹介した世界最長寿者のフランス人女性は、「退屈しないこと」を長生きの秘訣として挙げたそうですが、このことには大変深い意味が込められています。

退屈しないとは、あらゆることに関心を示す、好奇心が旺盛《おうせい》ということですが、最近の研究成果として、次のようなことが分かってきました。

人間の大脳の重さは体重の約二パーセントで、体重六〇キロの男性の場合、一・四キロほどです。大脳の神経細胞の数は、百四十億個くらいあります。それが二十歳を過ぎるころから、老化によって毎日十万個ずつ減少していくといわれています。とはいえ、そのペースで全部の脳細胞がなくなるまでには、単純計算で二百三十年かかりますから、仮に百十五歳まで生きるとしても、とくに心配はいりません。

ところが、なかには日に二十万、三十万、多いときには四十万個もの脳細胞が減ってしまう人がいます。その一方で、日に五万個くらいの減少で抑えられている人もいるのです。果たして、その違いはどこから来るのでしょうか。

それは、脳が受ける刺激の頻度《ひんど》や強さの違いによるというのです。年をとるにつれて、誰でも少しずつ身体的な機能は衰えていきますが、それでも目や耳がいつまでも達者であれば、さまざまな刺激が入ってきます。そうした刺激を絶えず受けることで、本人の関心が広がっていくと、脳が活発に働くようになり、脳細胞の減る割合が小さくなるというのです。つまり、本人の心がけ次第で、脳が年をとる速さを遅らせることができるのです。

年をとっても脳を若々しく保てるならば、身体の機能の衰えを小さく抑えることができます。「退屈しないこと」は、健康で長生きできる心得だと医学的にも裏づけられているのです。

感謝すること、とらわれないこと

患者さんは〝医者の教科書〟

私は毎日の診療活動を通じて、たくさんのことを学ばせていただいています。診察室で患者さんが話しかけられることに注意深く耳を傾けていると、医者としての大切な心構えはもちろん、医療活動を行ううえでの貴重なヒントを教えられることがしばしばあります。いわば、患者さんは〝医者の教科書〟といってても過言ではありません。

ある日、私の外来に、高齢のご婦人がやって来ました。顔の色艶《つや》といい、颯爽《さっそう》とした歩き方といい、どう見ても七十五歳くらいかなと思ってカルテを開くと、なんと九十三歳と書いてあります。

私は診察をしながら、こう尋ねました。

「その年までお元気なのは、どうしてですか？」

すると、そのご婦人は、少し考えたあとで、

「そうですね、感謝ですね」

と話されたのです。

一世紀近い人生を集約したようなその言葉を聞いたとき、私はドキッとしました。そして「そうか、やはり感謝か……」と納得したのでした。

しばらくして、今度は九十四歳になる、かくしゃくとしたご婦人が来られました。私は同じ質問をぶつけてみました。すると、

「とらわれないことですね」

と、さりげなくおっしゃいました。

このときも、つくづく感心させられました。以来、私の脳裏には「感謝すること」と「とらわれないこと」という二つの言葉が、こびりついて離れなくなったのです。

感謝は健康と長寿の条件

感謝することと、とらわれないこと——二人の高齢の患者さんから学んだ、この長生きの秘訣は、考えれば考えるほど、人生哲学として、また医学的な観点からも、健康と長寿の条件として的《まと》を射《い》ていると思います。

まずは「感謝すること」について述べてみましょう。感謝の気持ちは、いまある状況や環境に対して「私は満たされている」「愛されている」「支えられている」と

いう喜びの心から現れてくるものです。平穏《へいおん》無事の状態で、他人のことにも思いを馳《は》せられる心のゆとりがあるので、「ありがとう」という言葉が自然に口をついて出てきます。ちょっとしたことにも笑いが漏《も》れ、幸福感がじわじわと湧いてくるような感じです。

では、人が心に感謝の気持ちをたたえているとき、身体の中ではどのような変化が起きているのでしょうか。

私たちの身体は六十兆からなる細胞でできていますが、銘々《めいめい》が勝手に動いているわけではありません。全身の調和という一つの目的に向かって、一致協力するようになっています。こうした働きを、無意識下で統一しているのが自律神経系です。

人間の意思にかかわりなく働くのです。そして、これは交感神経系と副交感神経系に分かれています。

人間は身体の調子がいいとき、主に消化・吸収を司《つかさど》る副交感神経系が優位に働いています。いわば休息をとったり、楽しく食事をしているときのリラックス状態です。このとき、副交感神経からアセチルコリンというホルモンが分泌されており、心臓の働きや呼吸は穏やかで、全身（とくに肩）の筋肉の緊張がほぐれた状態になっています。

そうなると、血管が広がって血流がスムーズになり、酸素と栄養が全身にくまなく行き渡ります。脳は多量の酸素と栄養を必要とするので、血行が良くなれば脳細胞は活発に働きます。すると、消化・吸収力と、体内の毒素を排泄《はいせつ》する能力も向上するのです。

副交感神経系が優位に働くと、免疫力が高まることが近年になって分かってきました。免疫力が高まると、病原体に対する抵抗力がアップするので、病気にかかりにくくなり、老化を遅らせることにつながるのです。

とらわれない生き方

次に、「とらわれないこと」の効用について述べてみたいと思います。

人生は順風満帆《じゅんぷうまんぱん》の日ばかりではありません。苦しい日や悲しい日は誰にもあります。そんなときは、自分だけが世の中で最も不幸な人間のように思えてくるものです。そうなる理由の一つが、実は〝とらわれの心〟にあることを、天理教の代表役員である飯降政彦《いぶりまさひこ》先生の講演を通して教えていただきました。

その講演は、おおむねこんな内容でした。

――人は何かにとらわれている限り、決して喜びの心は湧いてこない。自らの業績やなし遂げてきたことにいつまでもとらわれていると、「これだけやったのに、なぜ……」と思えてしまい、現状を素直に受け入れることができない。また、意地やメンツ、優越感や劣等感にとらわれていても、決して勇めるものではない。たとえ自ら努力して勝ち得たものであっても、それらにとらわれてしまったならば、かえって勇めない原因となる――。

つまり、喜びや勇みを持つには、心にこびりついている〝とらわれ〟を解き放つことが大切なのです。たしかに、とらわれの心をなくしていくと、ものの見方が客観的になり、生起してきた自分に不都合と思える出来事でさえ、大きなストレスには感じないようになっていきます。

ストレスが減れば、心に明るさとゆとりが生まれてきて、体内では副交感神経系が優位に働くようになります。先ほど述べたように、感謝に満ちたリラックス状態になるのです。

喜びは〝心の眼〟で発見する

一般に、喜びや幸福は〝追求〟するものだと思われていますが、私は、それらは当たり前のように身近にあるもので、心の眼で〝発見〟することが大切だと考えています。そして、その小さな喜びを一つひとつ確かめながら、しみじみと味わううちに、自分に思いを寄せてくださる周囲の人たちの真実によって、いまの自分が支えられていることに気づき、やがては、その人たちへの感謝の気持ちが芽生えてくると思うのです。

そのように心から思えるようになると、自分を支えてくださる人たちとご縁を頂いていること、さらには、いまも自分を生かしてくださっている超越的存在、遺伝子研究の第一人者である村上和雄《むらかみかずお》博士（筑波《つくば》大学名誉教授）の言葉を借りるならば、「サムシング・グレート（偉大なる何者か）」に対する感謝の気持ちに満たされるのではないでしょうか。

多くの宗教が「物事にとらわれないように」と教えるゆえんは、ここにあるのです。とらわれないということは、長生きの秘訣であると同時に、陽気で生き生きとした人生を送る大切な心構えでもあると私は思います。

第2章
こころ、からだ、ストレス

理性がなければ人類は滅んでいた

人間の脳の働き

日本人の三大死因は、がん、心臓病、脳卒中《そっちゅう》であることを先ほど述べました。そして、その原因の一つが、私たちを取り巻くストレスにあることを指摘しました。ここでは、ストレスを乗り越えて長生きするための基礎知識として、脳とストレスの基本的な関係について論じてみたいと思います。

人間は「本能」と「理性」という心の二面性を持っています。私たちは毎日の暮らしの中で、本能と理性が絶えず闘っていることを経験しています。

たとえば朝、目覚まし時計が鳴ったとき、このまま布団《ふとん》にもぐり込んで眠っていたい私（本能）と、会社や学校に遅刻するので、すぐに起きなければと思う、もう一人の私（理性）がいます。

目覚めたあとも、「やっぱり行きたくないなあ」と思ってしまう意気地《いくじ》のない私（本能）と、「よし、今日《きょう》も頑張るぞ！」と、やる気を出す私（理性）がいます。このように、人は誰でも〝二人の私〟を持っているものです。

それでは、私の中にいる二人について、〝心の司令塔〟である脳は、どのようにかかわっているのでしょうか。

「こころ」とは

その前に、まず「こころ」の意味について考える必要があります。

「こころ」には、日本語ならではの多様な意味の広がりと微妙なニュアンスの違いがあります。『広辞苑』（第五版）をひいてみると、十五もの意味に分類されています。

代表的なものを挙げてみると、「人間の精神作用のもとになるもの。また、その作用」「知識・感情・意志の総体。『からだ』に対する」「思慮。おもわく」「気持、心持」「情趣を解する感性」「望み。こころざし」「特別な考え。裏切り、あるいは晴れない心持」「おもむき。風情《ふぜい》」など、多種多用な使い方がなされています。

マインドとハート

そこで、日本語の「こころ」という意味を表現した英単語を探してみました。おそらくmind（マインド）とheart（ハート）が、おおむね「こころ」という言葉の意味に当てはまるのではないでしょうか。なかでもheartは、日本人が理解する「こころ」を最もうまく言い表していると思います。

ちなみに『新英和辞典』（第五版）でheartをひいてみると、「心臓」「胸部」「(感情・人情などの存在場所として見た) 心、胸」「愛情、同情、人情、恋愛」「勇気、元気、堅忍《けんにん》」「真中、中心、中央部、内地、奥地」「核心、真髄、要点、真義」などと和訳されています。

一方のmindは、「(思考・感覚・感情・意志などの働きをする) 心、精神」「知性、知力、頭」「記憶(力)、回想」「精神の正常な状態、理性、正気」「人間、人」「意見、考え、意向、好み」などと説明されています。

「こころ」と脳の構造

では、このheartとmindを司《つかさど》るのは、脳のどの部位なのでしょうか。

人間の脳には、思考・判断・情操《じょうそう》・創造・注意・意欲を司る「前頭葉《ぜんとうよう》」（とくに新皮質）という領域があります。

次ページの脳の断面図は、右大脳半球を左前方から見たものです。その最前部に位置し、脳の表面を覆《おお》っている前頭葉の新皮質がmindの中枢《ちゅうすう》で、ひたいのすぐ内側に位置しています。ここが人間の知的な心の機能、つまり言葉を話し、ものの道理を考えるとともに、自分を律していく「理性的な心」の働きの中枢なのです。

一方、脳の最深部の間脳《かんのう》という領域に「視床下部《ししょうかぶ》」という部位があります。ここがheartの働きの中枢です。視床下部は食欲、性欲、口渇《こうかつ》感、睡眠、体温維持を司っていて、交感神経の中枢に当たる所です。生き物は皆、この「本能的な心」の機能を持っており、これによって種《しゅ》が保たれてきたのです。

また、この図では見えませんが、視床下部を囲む形で「辺縁系《へんえんけい》」という部位があります。ここは、快感、怒り、情動、記憶を司っている所です。そして辺縁系の先

ヒトの脳の断面

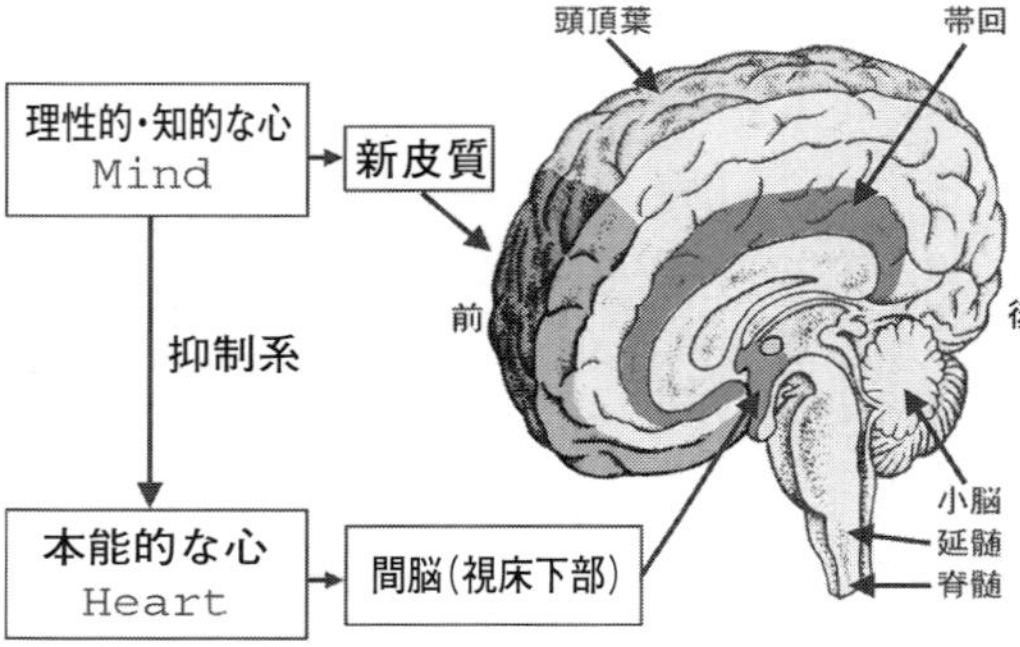

端に、大豆《だいず》くらいの大きさの「扁桃体《へんとうたい》」という部位があります。ここは〝激情の座〟とも呼ばれており、いまどきの若者がキレやすいのは、一説には、この扁桃体の働きが未成熟で、理性による抑制が利かなくなっているからだといわれています。

〝耐え忍ぶ心〟で人類は繁栄した

では、人類はなぜ今日の繁栄をみることができたのでしょうか。ほかの生き物と同じように、視床下部が司る本能によって生き残ってきたのでしょうか。

実は、ここが大切なところです。人類が今日まで種を保存し、繁栄することができたのは、ほかの生き物にはない理性的な心の働きがあったからなのです。もし理性を働かせなかったら、おそらく人間の世界は破滅していたことでしょう。

たとえば、古代エジプトには、絶世の美女として知られるクレオパトラがいました。彼女をめぐって多くの男性が争いを繰り広げましたが、最後には一人だけが勝ち残って、ほかの男性は争いに敗れたり、結果として身を引かざるを得なくなってしまったのです。もし理性がなかったら、こうした争いは際限なく続いてしまいます。「この際、俺《おれ》は身を引こう」と、理性を働かせた人がきっといたはずです。

要するに、たとえ納得がいかなくても、理不尽《りふじん》だと思えても、自分にとって受け入れがたい状況を受け入れ、耐え忍ぼうとする理性的な心の働きこそが、人類が今日まで生き残り、繁栄してきた理由といっても過言ではないと私は思います。

本能的な心に身を任せてしまえば……

ところが、人間にも我慢の限界というか、堪忍袋《かんにんぶくろ》の緒《お》が切れる寸前《すんぜん》まで追い込まれることがあります。そこで、そんな状態まで行かないように、適度に〝ガス抜き〟

をする必要が出てきます。いわゆるストレス発散です。その方法は人によってさまざまですが、一般的に男性は、酒を飲んで憂《う》さを晴らすという人が多いようです。居酒屋で上司の悪口を言いながら盛り上がっているサラリーマンのグループをよく見かけます。これなどは微笑《ほほえ》ましい光景ですが、飲みすぎた揚げ句、暴れたり抱きついたり、服を脱ぎ出す人さえいます。

しらふのときは比較的冷静な人が、なぜ、それほど人が変わったようになるのでしょうか。それは、先ほど述べた理性を司る前頭葉新皮質が、アルコールによって真っ先に麻痺《まひ》するからです。理性のタガが緩《ゆる》んで、地金《じがね》である本能が顔をのぞかせているのです。

たしかに、日ごろの憂さを晴らすための適量のアルコールは、人間に与えられたストレス発散のためのありがたい道具です。ところが、これも過ぎると、理性的な心の抑制がまったく利かなくなり、むき出しになった本能の命ずるままに行動してしまうようになります。その結果として、アルコールによる失敗（けが、けんか、交通違反・事故、セクハラなど）はあとを絶たず、酔いが覚めたら、頭を抱えてしまうことになるのです。

本能的な心に身を任せてしまえば、人生は坂道を転がるように破滅へと向かうでしょう。みんながそうなってしまえば、人間社会は成り立たなくなります。本能に勝る理性こそ、実は人間社会が成立している鍵《かぎ》なのです。

ストレスを乗り越えられない若者たち

理性のコントロールを磨こう

プロ野球のピッチャーは、時速一五〇キロの剛速球《ごうそっきゅう》を投げるだけでは一流になれないといわれます。速球に加えて求められるのは、コントロールの良さです。何千何万と投げ込みをして、意のままにコースに投げ分けられるようなコントロールを磨《みが》いてこそ、一流になれるのです。

本能と理性の関係も同じです。本能的な心を適度にコントロールできるように、人間は理性的な心を鍛える必要があります。教育とは一面、このことを意図していると言えるでしょう。

〝甘えの構造〟による自己表現

マスコミ報道によると、最近の教育現場は無秩序と化しつつあるようです。小学校では、授業中に先生の話を聞こうともせず、好き勝手に友達と話したり、歩き回ったりする「学級崩壊」が進んでいるそうです。しかも、こうした傾向は小・中学校の児童や生徒に限った話ではないといいます。大学でも講義中、友達と携帯電話でメールや画像のやり取りをする光景は当たり前になっていると聞きます。

記憶に新しいところでは、二十一世紀を迎えた年の各地の成人式で、新成人たちが好き放題に暴れ回る姿がマスコミに取り上げられました。その常識外れの行動は一時、社会問題として注目を集めたほどです。

彼らの話によると、なんの悪気もなく、式を盛り上げたい、目立ちたいだけだったということですが、そこには新成人としての自覚や社会的責任感は微塵《みじん》もなく、自由と規範のバランスを欠いており、心の未熟さばかりが目立っています。何をしても許されるという子供っぽい〝甘えの構造〟による無軌道な自己表現なのです。

いまこそ「父性の復権」を

このように、未熟で節度のない青少年が増えている今日の状況を見ると、その原因の一端は、規律や規範というものを子供たちに教えてこなかった大人、とくに父親に大きな責任があるように思えてなりません。

ベストセラーとなった林道義《はやしみちよし》・東京女子大学教授の『父性の復権』（中央公論新社）は、現代人に対する〝啓蒙《けいもう》の書〟だと私は受けとめています。

ここで言う父性とは、いかめしい顔つきで家長として君臨する、かつての父親のイメージを指しているわけではありません。社会的に要求される規律や規範といった厳しさや、価値や文化を教え込むという働きを担う性質を意味しています。その役割を果たすべき人は、特性から言って父親がふさわしいということなのです。

この本では、父性なき社会を憂《うれ》い、子供の心理的発達にとって父性というものがいかに大切であるか。そして、物分かりのいい〝友達のような父親〟ではなく、真に価値ある文化を教え込む父性の役割を復権することこそ、現代の日本社会に求められていると訴えています。

これを私なりの表現で言えば、父親は、子供がストレスと感じるようなことを強《し》いる存在であってほしいということです。それは、いま社会問題となっている「児童虐待《ぎゃくたい》」では決してありません。子供の将来を思う親心から、あえて厳しさを与えるような役割を演じてほしいということなのです。

母親の過干渉と父親の無関心

近年、十七歳の少年による凶悪事件が相次ぎました。そして、新潟で起きた女性監禁事件、大阪教育大学付属池田《いけだ》小学校での児童殺傷事件など、目を覆うような犯罪が頻発《ひんぱつ》しています。

精神鑑定を行った専門家の話として、これらの犯罪加害者たちの多くは「人格障害」と報じられています。たしかに心をひどく病んでいるのでしょうが、彼らの養育環境に共通する傾向として、母親の過保護と過干渉、父親の無責任と無関心があることも見逃せません。

文部科学省は二〇〇二年六月に「『キレる』子どもの生育歴に関する研究」の結果を公表しました。それによると、突発的に暴力を振るう子供の八割近くに、過保護や過干渉あるいは放任といった、家庭での不適切な育児があったといいます。そして、その六割を超える子供に、両親の離婚や家族間の不仲など「家庭内の緊張状態」があったそうです。こうした子供たちは、家庭の中で絶えずストレスにさらされていたのです。

耐え忍んでこそ理性的な心が育つ

戦後の高度経済成長を経て、バブル経済の崩壊から景気の低迷が続き、日本の生活環境は年を追うごとに悪化しています。その影響は、核家族が大半を占める家庭にも大きなひずみをもたらしているようです。

父親は〝企業戦士〟よろしく、リストラの不安を抱えつつ単身赴任《ふにん》と連日の残業に疲れ果て、家庭を顧みるゆとりがありません。母親はと言えば、ややもすると関心の対象が、家庭をほとんど顧みない夫から、一人っ子かせいぜい二人しかいない子供のほうへと移ってしまいがちです。その結果、必要以上に干渉したり甘やかしたりして、自力を培《つちか》うことや耐え忍ぶことを経験させないまま、子供は大人になってしまいます。これでは子供の理性的な心が健全に育ちません。

前頭葉新皮質の働き、つまり理性的な心が未発達な青少年を生み出しているのは、まぎれもない現代の家庭であり、私たち親の世代なのです。

いま、ストレス性の病気が急増中

教師に多いストレス性の病

あるアメリカ人研究者の説によると、すべての疾患の少なくとも八〇パーセントは心理的な色彩を帯びていて、ほとんどすべての人が、なんらかの形でノイローゼ的な要因を持ちながら、なんとか切り抜けているのが現状である、という指摘があります。一例を挙げれば、アメリカではストレス性の典型的な症状である不眠に悩む人が多く、年間二千万枚もの睡眠薬の処方箋《しょほうせん》が書かれているといわれています。

かたや〝一億総ストレス社会〟の日本でも、心の問題に起因して専門科を受診する人たちが急増しています。事実、一九八四年から一九九三年の九年間に神経症は一・七倍、躁《そう》うつ病は二倍、さらに睡眠障害は二・三倍に増えており、その症状は精神症状よりもむしろ身体症状として現れていたという報告があります（『ＳＣＯＰＥ』VOL36, 1997）。

二〇〇一年二月十二日付の『読売新聞』の記事に目が留まりました。文部科学省の発表によると、一九九九年度の一年間に、全国の公立小・中・高校などで病気のため休職した教師の数が急増し、四千四百七十人に上ったというのです。これは過去最高の数字で、休職の原因としては精神性疾患によるケースが四三パーセントを占めたといいます。この数を、一九八〇年度の調査結果と比べてみると、休職者全体に占める心を病んだ教師の割合が、二倍以上になったということです。

たしかに、マスコミが報じる現在の教育現場では、不登校やいじめ、学級崩壊、中途退学、偏差値による受験競争の激化など、子供を取り巻く諸問題が一層深刻になっているようです。家庭と社会の教育力が低下していることもあって、これらの問題を独りで受けとめざるを得ない教師にとって、絶え間なく降りかかるストレスは、私たちの想像以上のものがあると思います。

身体の「恒常性」が乱れると……

こうした症状は、さまざまなストレスによって生体の内部環境の「恒常性」(ホメオスタシス)が乱されるために起こります。

生体内には、外界からの刺激に対して、バランスを取ろうとする自律神経系の機能があります。これを「恒常性」といいます。

たとえば、夏の暑い日には、体内に熱がこもらないように汗をかいて熱を発散させます。また冬の寒い日には、毛穴を閉じて熱の発散を防ぎ、それでも冷えるようなら、身体《からだ》をぶるぶる震わせて熱を生み出し、体温を維持しようとします。これらは人間が意識して行っているわけではなく、外界の刺激に対する身体の無意識の反応なのです。いわば、身体がいつも安定した状態を保てるように、自動的に調節する仕組みが備わっているのです。

身体が常に平和な状態、すなわち恒常性が保たれていれば、ストレス性の病気にはなりませんが、普段と違う状態に遭遇《そうぐう》すると、その緊急事態に備えようとして過敏に反応します。この体内反応のことを「ストレス状態」というのです。

ストレスとストレッサー

では、あらためて、ストレスとはどういうものかについて説明しましょう。

ストレスは本来、物理学用語です。枕《まくら》を手で押すとへこみができるように、物理的なゆがみを表す言葉です。

一九三〇年代、カナダにあるモントリオール大学生理学教授のハンス・セリエ博士が、この概念を初めて医学に適用しました。物理的なゆがみの概念を心のゆがみ、身体のゆがみに当てはめ、生体内部に過度な緊張や不安が生じた状態のことを「ストレス」と呼んだのです。

このストレスという言葉は、使い方が難しいので注意が必要です。学者によって定義はまちまちで、ハーバード大学医学校のマルコム・ロジャース博士は、ストレスを定義することは「迷路に入り込むようなもの」と言っているほどです。

外界からの「刺激」に当たる言葉は「ストレッサー」といって、「ストレスを生じさせるもの」という意味です。一方、ストレスとは、外界から受けるストレッサー（刺激）に対して、生体または精神がどのように反応するのかを表しています。ただし、ストレスが刺激そのものを指すこともしばしばあります。

ひずみに対する緊急反応

一般に、ストレッサーには、物理的なもの、生理的なもの、精神的なものの三種類があります。物理的なものには温度や湿度など、生理的なものには断眠、疲労、感染など、精神的なものを引き起こす典型的出来事としては配偶者の死、離婚などが挙げられます。これらのストレッサーによって、生体の内部環境が乱され、ひずみが生じることでストレス状態に陥《おちい》るのです。つまり、自分の意のままになればストレス状態にはなりませんが、環境などに変化が生じたり、周囲からの要求が多くなると、自分のペースが乱されて、身体が緊急事態に備えようと反応するのです。

「闘争か、逃走か」理論

人がなんらかのストレッサーを感じると、全身（とくに肩）に力が入って身構えた状態になります。そのとき体内には、ストレッサーに対していつでも戦えるような〝臨戦態勢〟が敷かれます。

この態勢とは、具体的にどのような状態なのでしょうか。

ストレッサーが過剰《かじょう》になっていくと、体内の自律神経系のうち、交感神経が緊張状態になります。すると、身体はストレスと戦うか、ストレスから逃れるか、どちらかを選ばざるを得なくなります。この二者択一《にしゃたくいつ》の身体の臨戦態勢を指して、ハーバード大学医学校の生理学者、ウォルター・キャノン教授は「fight or flight」（闘争か、逃走か）と表現しました。

ライオンとシマウマの関係

これは、自然界のライオンとシマウマの関係にたとえると、よく分かります。ライオンは獲物であるシマウマを追いかけます。自らの種族保存のためです。もちろん追われるシマウマも、生き延びて種を保存しようと必死で逃げ回ります。このとき両者の体内はどうなっているかと言えば、獲物を逃がさないように、あるいは捕まらないようにと、極度の緊張状態に突入しているのです。

追いかけるライオンも逃げ回るシマウマも、より多くの情報を得ようと瞳孔《どうこう》を最大限に開き、脳と筋肉を可能な限りに使おうと、「闘争」あるいは「逃走」に必要な身体の反応を高めています。筋肉は最も緊張した状態にあり、心臓は拍動《はくどう》を速め、血圧が上がって血流が増します。さらに、脳や筋肉のエネルギー源である血糖値が急激に高まります。

非常時に出る〝火事場の馬鹿力〟

このような非常時に対処する臨戦態勢は、いわば〝火事場の馬鹿力《ばかぢから》〟のようなもので、一時的には平時を上回る力が出るのですが、ストレス状態が長く続いたり、刺激が過剰になっていくと、身体は消耗《しょうもう》戦に突入して、へとへとに疲れきってしまいます。すると、身体に変調をきたすようになり、突然死や過労死に至ることさえあるのです。

ところで、ストレスについて論じるとき、ややもするとストレスが心身にもたらすマイナス面ばかりが強調されて、いわば〝鬼っ子〟のような扱いになってしまうのですが、実は、一般には見過ごされているプラス面もあります。

次の章からは、そのプラス面を含めた、ストレスなるものの真の正体に迫ってみたいと思います。

第3章
ストレスのない人生は退屈でつまらない

ストレスには「善玉」と「悪玉」がある

心と身体に負荷がかかった状態

ストレスを受けたとき、すなわち交感神経が緊張した状態の体内の変化を説明する前に、まずは、ストレスには二つの種類があることから述べてみたいと思います。

一般に、ストレスとは心と身体《からだ》に圧力、つまり負荷がかかったような状態をいいます。その状態が、ある人にはつらく感じられたり、ある人は刺激を受けたせいで、がぜん、やる気が出たりすることがあります。

また、同じ人間が、過去に同じようなストレスを受けた経験があっても、あるときは精神状態が前向きになったり、あるときは悲観的になったりします。そのときの体調や環境の違いによっても、個人のストレスの感じ方は変わってくるのです。

同じストレスであっても、コレステロールでいわれるような「善玉」と「悪玉」の二種類があるということです。

あくまで本人の意思が鍵

ストレス学説の提唱者であるカナダの生理学者ハンス・セリエ博士は、晩年になって次のように述べています。

「ストレスには、良くないストレスのほかに、良いストレスとして『ユーストレス』がある。ストレスのない環境で生きることはあり得ない。なんらかの刺激があり、それが人の心や身体に良い方向に作用するものが、ユーストレスである」

たとえばサラリーマンの場合、仕事上のライバルというストレッサーが目の前に現れたとします。そのとき「ああ、競争が激しくなって苦しくなるなあ」と思い、努力を放棄《ほうき》したり、気力が失《う》せて落ち込むような場合は悪玉のストレスとなります。

かたや、ライバルの出現で「よし頑張ろう！」と仕事に熱が入り、目標を達成する速度がはやくなったような場合には、善玉のストレスになります。

つまり、ストレッサーを受けて、悪いストレスを招くか良いストレスを招くかは、その刺激をきっかけとして、本人が意欲を出すか出さないかにかかっているのです。そこには、本人の意思や選択が強く左右しています。ストレスを考えるうえで、このことは重要な鍵《かぎ》となるのです。

ストレスは生活そのもの

ストレスとなる出来事（ストレッサー）が起こると、通常、それにふさわしい反応の仕方や、その結果についての予測が不確かなまま、なんらかの行動を起こさなければならなくなります。ストレスとなる出来事は、本人に重大な変化を強《し》いるように思えてくるのです。

そうなると、不安が募《つの》り、途方《とほう》に暮れ、打ちひしがれ、この世に自分ほど不幸な者はいないと思い込み、抑うつ的になり、ついには絶望してしまうかもしれません。こうした否定的な感情は、自分に暗に要求されていると思っていることと、自分が対処できる能力を比較することから生じます。とくに、いま受けているストレスの種類が、なんらかの対処を必要とする場合には、自分の能力と目の前に現れてきた困難な現実との落差のため、必要以上に強いストレスとして感じてしまうのです。

でも、考えてみてください。人生のうえでストレスとなる出来事は、数えあげればきりがありません。配偶者の死を筆頭に、子供や近親者の死、自分が重病あるいは重症になること、近親者が重病あるいは重症になること、家族の絆《きずな》が大きく揺らぐこと、婚約、結婚、別居、離婚、親戚《しんせき》とのトラブル、子供が自立して家を出ること、会社の経営状況の悪化、借金、労働環境の変化、雇い主とのトラブル、異動、左遷《させん》、転職、定年退職、法律違反……。

要するに、ストレスは、私たちの〝生活そのもの〟といっても過言ではありません。ストレスは暮らしの至る所に潜んでいるものと捉《とら》えれば、私たちは、これらをすべて取り除くことも、避けて通ることもできません。仮にできるとしても、そうすることは、望ましい結果にはつながらないでしょう。

ストレスのない人生は退屈

人間の生活そのものがストレスだとすれば、大切なのは、ストレスへの備えであり、心構えであり、対処法なのです。誰もが人生のうえで似たり寄ったりのストレスを受けているのであって、その対処の仕方が異なるために、結果が大きく違ってくるのです。

先のセリエ博士は、ストレスと人生のかかわりについて、こう述べています。

「私たちが興奮に足るだけのストレスを経験し、しかもそれが苦痛を引き起こすほどでないときに、人生は最もおもしろく快適になる」

けだし名言だと思います。

私流に言えば、あまりにもストレスが少なすぎると、スパイスの効いていないカレーのように、味気なく退屈でつまらない人生になる、ということです。

◇

それでは次に、ストレスへの対処の仕方によって、それが善玉になったり、悪玉になったりする身体の仕組みについて述べてみたいと思います。

「能動（善玉）ストレス」とは

アドレナリンというホルモン

あるストレッサーを受けて能動的な反応、つまり、その事態に対する積極性やる気が起こるのは、第二章で述べたキャノン教授の「闘争か、逃走か」の緊急反応のシステム（交感神経——副腎髄質系《ふくじんずいしつ》）によるものです。

たとえば、猫に犬を見せてストレスを加えると、猫の体内には防御反応がただちに現れて、同時に副腎髄質からアドレナリンというホルモンが分泌《ぶんぴつ》されます。すると、血圧が上がり、脈拍《みゃくはく》と呼吸が速くなり、瞳孔《どうこう》が開いて、毛が逆立ち、次の行動にすばやく移る準備が整います。

人間の場合、なんらかの刺激を受けてアドレナリンが分泌されると、「さあ、やるぞ！」という前向きな意欲が湧《わ》いてきます。このとき、体内の免疫《めんえき》力も高まることが最近の研究で分かってきました。免疫力が高まると、病原体に対する抵抗力がアップします。免疫力は、がん細胞や体内に侵入した異物などを攻撃するＮＫ（ナチュラル・キラー）細胞の活性の度合いを指標としています。ＮＫ細胞が活性化すれば、病気にかかりにくくなるのです。

また、たとえ風邪《かぜ》をひいて体調が不十分でも、それをはね返す抵抗力がついてきます。どの業界でもそうですが、周囲から「あの人は〝やり手〟だ」と認められるような人は、常にエネルギーに満ち溢《あふ》れていて、ほとんど大きな病気をしません。その要因の一つは、免疫力が高いからでしょう。

この能動ストレスこそが、人間の能力を高め、困難を乗り越えていく原動力になると私は考えています。

ここ一番のもうひと踏ん張り

ところが、この緊張状態が長時間持続して、疲労が蓄積されて限界を超えるとき、身体的にも精神的にも疲弊《ひへい》した状態に陥《おちい》ってしまいます。このことをたとえるなら、個人がそれぞれ器を持っているとして、その器に、ストレッサーという水が絶え間なく注がれていくと、その許容量を超えてオーバーフローして（溢れ出て）しまうということなのです。

ですから、いくら能動ストレスが善玉だと言っても、その状態が長時間続いて、身体的に疲れ果て、精神的にもその労が報われないような場合には、心身ともに疲れきってしまい、やる気を喪失《そうしつ》してしまいます。こうなると、次に述べる受動（悪玉）ストレスの状態へと移行していくのです。

このように、器から水が溢れ出てしまいそうな状況では、受動ストレスへと移行しないよう、気合いを入れ直して、ここ一番のもうひと踏ん張りが求められます。スポーツの世界でよくいわれるように、自らの能力の限界を超えなければならないときなのです。

周囲の精神的な支えがあれば

このとき、もし自分一人の力で限界を超えられない場合には、周囲の援助が必要となります。「私のことを見守ってくれている」「いつも応援してくれている」「私が頑張っていることを認めてくれている」というような周囲の温かな見守りや声援が、限界を超えるプラス・アルファーの力になるのです。そうした精神的な支えがあれば、たとえオーバーフローしそうになっても、もうひと頑張りができます。

この胸突《むなつ》き八丁《はっちょう》の坂をなんとか越えると、自分の殻《から》を破るというか、人間としての器がひと回り大きくなっているものです。そうなれば、前と同じ程度のストレッサーが再び襲ってきても、一度乗り越えてきた自信から、それほど苦しむことなく克服できるようになります。

やるべきことをやり抜く

誰の人生にも必ず大きな転換点はあります。そのときは、たしかにピンチの状態なのですが、それは同時に、次なる飛躍へのチャンスでもあるのです。天理教の教えでいう「節《ふし》」の状況です。

木の節目は、強い力を加えると折れやすいのですが、逆に、そこから新たな芽が吹いてきます。人生のうえで困難にぶつかったとき、そのストレスに負けて節から折れてしまうのか、そこから新たな芽を吹いて、次の段階へと飛躍し人間的に成長するかは、節における本人の心構えと行動のいかんにかかっています。天理教の教祖、中山《なかやま》みき様が「節から芽が出る」と教えられたゆえんは、ここにあるのです。

ストレス状態（節）にあるとき、たとえそれが身体的・精神的にどんなにつらく厳しくても、なりふり構わず、目の前にある課題の解決に向けて、最後までやるべきことをやり抜かなければなりません。つらいこと、耐えがたいこと、人生の節目節目に現れてくる限界状況を、一つひとつ頑張って乗り越えていくことが、人間の成長の基本的なあり方だと思います。ですから、いくつもの限界を超えてきた人は、自信に満ち溢れて見えるのです。

進化の過程で獲得した適応システム

一連のこうした反応は、個体の存続という意味では大変重要なもので、人類の進化の過程で獲得されてきた適応の仕組みです。というのも、人間は太古の昔から、地震や火山の噴火といった突発的な自然災害が起こったとき、睡眠中でも飛び起きて、周囲の状況をとっさに判断し、臨機応変に対応しなければなりませんでした。

また、配偶者や家族の死といった、心理的に強いショックを受ける出来事（ライフイベント）に遭遇《そうぐう》した際にも、緊急事態にすばやく反応しなければ、身も心もうまく対処できなくなってしまいます。そうした場合に、一時的な対応ではあれ、積極性ややる気を生み出すアドレナリンを大量に分泌することで、なんとか急場をしのごうとしたのです。

病気を招く「受動（悪玉）ストレス」

脳内のアラーム・システム

ところが、ストレッサーが強すぎたり、長く続いたり、あるいは本人が、その状況にうまく対処できない場合には、やがて受動（悪玉）ストレス特有の反応が現れてきます。すなわち、嫌だ、避けたい、やめたい、やりたくないといった逃避的な心理に陥るとともに、不安や抑うつなど否定的な反応が生じてくるのです。

たとえば、目の前に敵対する者がいても、闘う意思を示すことなく、じっと動かなくなってしまいます。また、行動意欲も著しく減退します。こうした体内反応は、交感神経自身が出すノルアドレナリンというホルモンによって起こります。

ノルアドレナリン神経系は、内臓の血管を収縮させることで消化・吸収などを抑えます。その分の血液は一時的に脳や筋肉へと回され、先のライオンとシマウマのたとえで述べた「闘争か、逃走か」の緊急反応に役立てられるのです。つまり、やる気を生み出すアドレナリンと、内臓の機能を抑えるノルアドレナリンの両方が同時に働いて、突発的な緊急事態をなんとか回避しようとするのです。いわば、脳内に備わった〝アラーム・システム（警報機構）〟のようなものです。

ＰＴＳＤとトラウマ

ところが、このアラーム・システムも、あまりにも心理的な衝撃が強すぎたり、絶えず鳴りっぱなしという非常事態が続いたならば、正常に機能しなくなってしまいます。

たとえば、大阪教育大学付属池田小学校で起きた児童殺傷事件や、阪神《はんしん》大震災など、誰もが予想だにしなかった心理的ショック、つまり不可抗力的に生命の危機に見舞われるような強いストレスを受けると、それが脳や神経に生理的なレベルで刻印されて、PTSD（心的外傷後ストレス障害）になることが分かっています。PTSDとは、過去の非常に大きなトラウマ（心の傷）によって引き起こされるさまざまな症状のことをいいます。

こうして、いったんPTSDになると、体内のアラームがやむことなく鳴り続けて、気持ちが高ぶっている状態が慢性化してしまいます。そのような中で、なんらかの刺激が引き金となって、アラーム・システムに異常をきたすと、ストレス性の関連障害が発生するようになるのです。

合併して起こる心身の症状

その代表的な症状としては、いつも自分自身が脅《おびや》かされているような恐怖心にさいなまれたり、よく眠れなくなって、小さな物音にも飛び上がって過敏に反応したり、場合によっては、恐怖体験を思い出すことを無意識に避けようとして、その記憶自体がまったく失われることさえあります。

身体的には、免疫系が弱くなって風邪をひきやすくなったり、食欲不振が続いたり、胃潰瘍《かいよう》になるなど、さまざまな症状が合併して起こるようになるのです。

このように、ストレスを受けると身体にはさまざまな変化が現れます。その変化のメカニズムを、交感神経系と副交感神経系に分けて述べてみたいと思います。

緊急事態に備える身体のシステム

交感神経系は非常事態に働く

人間の身体は通常、主に消化・吸収を司《つかさど》る副交感神経系が優位に働いています。通常というのは、穏《おだ》やかな心境で、とくにストレスを感じないような状態を指しています。そこになんらかのストレッサーが加わると、通常の副交感神経系から、非常事態に対応する交感神経系が優位に働くようになります。すると、特徴的な体内反応として、まず心臓に変化が現れます。

誰にもこんな経験があるはずです。子供のころであれば、運動会で徒競走のスタートラインに立ったときや試験が始まる直前、大人になってからも就職試験の面接や結婚式でのスピーチなどの際、緊張のあまりに脈拍が速くなって心臓がドキドキしたのではないでしょうか。これは、次にやって来るであろうストレス状態に備えて、身体が〝臨戦態勢〟に入っているのです。

アドレナリンの作用

こうした身体の特徴的な変化は、先に述べたように、交感神経―副腎髄質系のホルモンであるアドレナリンの作用によるものです。アドレナリンには、血圧を上昇させ、心拍数を増大させる働きがあります。

ストレス状況下では、次に起こすべき行動の準備を整えるため、血液に乗せて酸素や栄養（糖）を全身にくまなく供給する必要が出てきます。そこで血圧を上げるとともに、脈拍を速くして、大量の血液を送っているのです。もちろん、これは身体の正常な反応です。

血糖値も急上昇

心臓以外にも、さまざまな体内反応が見られます。その一つが血糖値の上昇です。

ストレスを受けている緊急事態においては、「闘争か、逃走か」を瞬時に判断しなければなりません。そのとき〝司令塔〟である脳が目まぐるしく働けるよう、最大限のエネルギー（酸素と糖）を必要とします。

また「闘争か、逃走か」のいずれかを選択したとしても、手足を懸命に動かして走り続けるためには、脳の場合と同じように、大量のエネルギーを緊急に補充しなければなりません。そこで、肝臓に蓄《たくわ》えていた糖を総動員して、血糖値を急激に上げようと反応するのです。

朝食で身体のエンジン始動

余談になりますが、夜更《よふ》かしになった現代人は、朝起きて何も食べないで登校したり出勤する人が少なくありません。健康な人でも、朝は低血糖の状態になっているので、朝食抜きでは一日の始まりに脳と筋肉の活動を高めることはできません。

ガソリンがなくては車は動かないように、身体を動かすエネルギーを補給しないでいると、元気が出ず、勉強にも仕事にも身が入りません。朝起きてすぐ身体のエンジンをスムーズに始動させるためには、糖分（とくに炭水化物）を多く含んだ食べ物をとることが大切なのです。

ストレス時には「目が据わる」

緊急事態におけるもう一つの反応として、血液中の血小板《けっしょうばん》が大量に増えます。もしシマウマがライオンに襲われて出血したら、大量の血小板が傷口に集まって塊《かたまり》（血栓《けっせん》）をつくり、止血しなくてはならないからです。

また、こうしたストレス状況下では、周囲の視覚情報をより多く取り入れるために瞳孔が開きます。けんかをしたり怒り心頭《しんとう》に発したとき、よく「あの人は目が据《す》わっている」と言いますが、それは普段と違って瞳孔が開いているために、そう見えるのです。

副交感神経系の機能を抑制

ストレスを受けているときには、交感神経系が緊張状態となっているので、副交感神経系の機能は抑制されます。「闘争か、逃走か」時には、ライオンにしてもシマウマにしても、排尿や排便をしている余裕はもちろんありません。ましてや、消化・吸収を促すために、腸管系への血流を増やすわけにはいきません。というのも、危機的状況を脱しようとエンジン全開になっている脳や心臓、筋肉へ、できるだけ多くの血液を回さなければならないからです。

と同時に、唾液《だえき》の分泌も抑えられます。誰もが経験することですが、極度の緊張状態が解けると、喉《のど》がカラカラに渇《かわ》いているのは、そのせいなのです。

また、吐き気を催す人もいます。これも、胃の内容物を受け入れられないからです。緊急時に消化・吸収をしている余裕はないので、とにかく胃の内容物を外へ出してしまおうと、身体が嘔吐《おうと》の反応を示しているのです。当然のことですが、食欲はなくなってしまいます。ちなみに、不安感、緊張感、イライラ感があるときには、性欲もなくなります。

なぜ起こる？「ストレス太り」

ストレスがかかると、体重が減って痩《や》せる人がいます。これは、消化・吸収力が低下して、食欲がなくなり、食べる絶対量が減るからです。

それとは逆に、「ストレス太り」という言葉をよく耳にします。これは、どういう仕組みなのでしょうか。

なんらかの強い刺激を受けて、ストレスを感じると、脳の視床下部《ししょうかぶ》に中枢《ちゅうすう》を持つ交感神経系を通して副腎髄質からアドレナリンが、交感神経自身からノルアドレナリンというホルモンが分泌されます。すると、身体の組織から遊離脂肪酸が放出されます。この脂肪酸は、肝臓でコレステロールと中性脂肪に分解され、血液中に溶け込んでいくのです。

このように、ストレスによってアドレナリンやノルアドレナリンが分泌されると、血液中のコレステロールと中性脂肪の数値が上昇するとともに、ブドウ糖の量が増え、血糖値が上がるのです。血糖値が上がると、余分な糖は中性脂肪に置き換えられます。こうして、ストレス状態が持続されると、食べた物のほとんどが中性脂肪に変わっていくため、肥満の原因となるのです（次ページの式参照）。

また、ストレス時には気分も憂うつになり、身体を動かすことが億劫《おっくう》になりがちです。運動不足によって、筋肉を動かすエネルギーとなる糖の消費量が減っていくと、血糖値が下がらず、余計に中性脂肪に置き換わりやすくなります。こうしたことが相乗効果となって「ストレス太り」の原因となるのです。

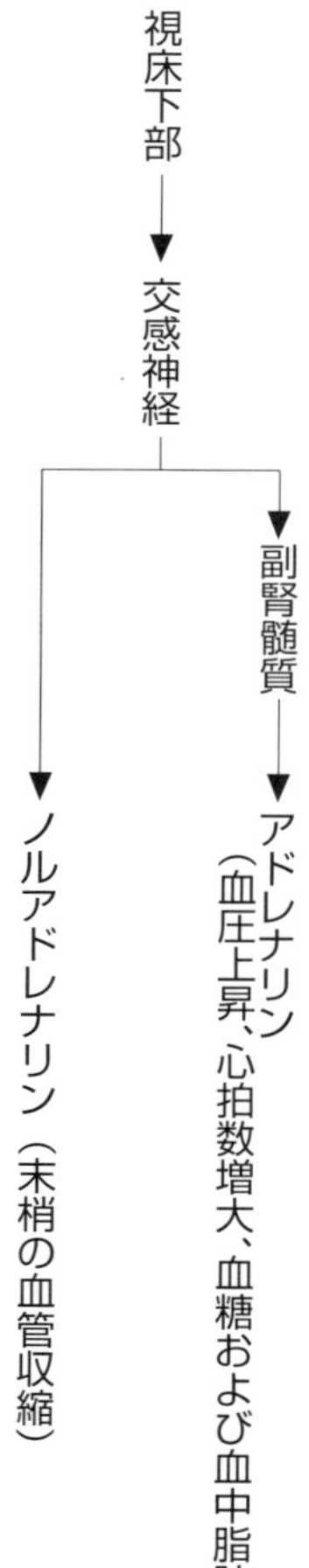

受動ストレス時には抑うつ的になる

本来、人間の身体は、副腎皮質ホルモン（糖質コルチコイド）の働きによって、ストレスに負けない抵抗力を備えているものです。しかし、ストレス状態が慢性的に続いて、糖質コルチコイドが多量に分泌されると、逆に身体に害を及ぼすようになります。

糖質コルチコイドは、たんぱく質を分解してブドウ糖に作り替える働きを持っています。慢性的なストレスによって、このホルモンが体内で増え続けると、ブドウ糖を過剰《かじょう》に作り出そうとするあまり、その原料として身体の細胞まで食べてしまうのです。

こうして、細胞と細胞をくっつけている結合組織が弱くなってしまい、傷の治りが遅くなったり、胃や腸の粘膜細胞が弱って、潰瘍ができやすくなってしまいます。このような体内のさまざまな変化が、胃潰瘍、動脈硬化、がんなどを引き起こす原因の一つとなっていると考えられています。

また、糖質コルチコイドには、炎症を抑える作用がありますが、ストレスが慢性化すると、これがかえって身体の正常な反応を抑制してしまうことになります。と言うのも、細菌が体内に侵入した場合、これを叩《たた》こうとする身体の正常な反応が、糖質コルチコイドの増加によって抑制されてしまい、細菌が体内深く潜入して、逆に感染症にかかりやすくなってしまうからです。

さらには、糖質コルチコイドが長期にわたって分泌されると、精神面にも大きな影響を及ぼします。それは、不安や抑うつ傾向となって現れます。このような否定的な心理が、さまざまなストレス性の症状を生み、それが不安や抑うつ傾向にさらに拍車《はくしゃ》をかけて悪循環に陥っていくのです。

要するに、副腎髄質から出るアドレナリンが「闘争か、逃走か」の働きを担っているのに対して、我慢や忍耐の限界まで生体反応を維持しようとする副腎皮質ホルモン（糖質コルチコイド）は、「降伏《こうふく》か、忍従《にんじゅう》か」の働きを担っているのです。

身体は自然の防御機能に守られている

アレルギーの発症にも影響

近年、身体的・精神的ストレスが、免疫機能に影響を与えることが明らかになってきました。それに関与する体内の因子としては、副腎皮質ホルモンが過剰に産生されるとともに交感神経の興奮が高まると、その末端からノルアドレナリンが分泌されることにより、免疫系の働きが低下するというのです。

ノルアドレナリンは、免疫系に重要な役割を果たすマクロファージ、キラーT細胞、ＮＫ細胞などの機能の低下を招きます。これらは体内に侵入したウイルスや細菌をやっつけたり、増殖を阻止《そし》したり、がんなどの腫瘍《しゅよう》細胞を取り除くといった働きを持っているのですが、その機能が低下すると、自然治癒《ちゆ》力が弱まるのです。また、身体の抵抗力が落ちると、アレルギーの発症にも影響を与えるといいます。

ストレスは免疫系を弱める

一九九一年、アメリカのカーネギー・メロン大学で、こんな実験が行われました。被験者に風邪のウイルスを植えつけ、ストレスの度合いを徐々に強くしていくと、どのような差が出るかを調査したものです。その結果、ストレスの度合いを強めるたびに、風邪をひいた者は諸症状が悪化していき、また風邪をひかなかった者も風邪をひきやすくなる、ということが判明しました。

この実験によって、ストレスが強まると、体内の免疫機能が低下することが実証されました。つまり、風邪のウイルスを駆逐《くちく》する抵抗力が落ちたのです。このように、免疫系の機能は、ストレスの多い少ないによって大変な影響を受けるのです。

高熱は身体の警告反応

ところで、ここであらためて、免疫の働きについて説明したいと思います。

たとえば、体内にウイルスや細菌が侵入すると、これらが出す発熱物質が視床下部の体温調節中枢に作用し、高い熱が出るようになります。高熱は、当人にとってつらいことですが、体内反応から言えば、身体の異常を警告したり、熱に弱いウイルスをやっつけようとする役割を果たしています。いわば、体内に「抗原」(細菌、毒素、他人からの臓器など)が入り込んだときに、「敵が侵入したぞ!」と警告を発しているのです。

このように、体内に侵入した抗原を殺したり、その作用を阻止しようとする働きが「免疫」といわれるものです。免疫機能がなければ人間は生きられません。現在、世界中で四千二百万人が感染しているといわれるＨＩＶ（エイズ）も、ウイルスによって体内の免疫機能が不全となり、風邪などの病気から、ついには死に至ってしまうのです。

移植された臓器は〝異物〟

日本でも平成九年十月の「臓器移植法」の施行により、十四年末までに二十四人（九十四件）の脳死に伴う臓器移植が行われてきましたが、他人の臓器を移植された患者さんは、免疫抑制剤を生涯、使い続けなければなりません。

脳死・臓器移植の是非《ぜひ》をめぐって、天理教内で盛んに論議が行われたとき、この免疫機能をめぐる反応が一つの焦点《しょうてん》となりました。つまり、ドナー（臓器提供者）から移植された臓器を、あくまで〝異物〟として認識する身体の拒絶反応があること自体、神の摂理に反している証拠ではないか、という移植医療への反対意見です。

ここで、その是非を論じるのはさておき、人間の身体には、生体にとって脅威《きょうい》となるさまざまな敵の侵入に対して、自動的に作動する防御機能が備わっており、その大いなる働きによって、私たちは守られて生きているということを忘れてはなりません。

活性酸素の恐ろしさ

近ごろ、健康関連の本やテレビ番組などを見ていると、「活性酸素」という言葉をよく耳にします。活性酸素とは文字通り、空気中にある普通の酸素よりも活性化された酸素と、その関連物質のことをいいます。この活性酸素が、老化をはじめとして、がん、糖尿病、心筋梗塞《こうそく》などの生活習慣病、また胃潰瘍、肝炎、腎炎《じんえん》、アトピー性皮膚炎《ひふえん》などを引き起こす要因になっているというのです。

「酸素って、生き物にとって大切なものなのに、なぜ活性酸素は諸悪の根源のようにいわれるのだろう?」と不思議に思われる人もいるでしょうが、実際問題として、酸素は身体にとっての〝諸刃《もろは》の剣〟なのです。

病原体と戦う武器が身体を傷つける

もちろん酸素は、生きとし生けるものにとって欠くことのできない重要なものです。食物から得た栄養素を、呼吸で得た酸素で酸化してエネルギーを作り出し、生命活動を維持しているからです。この酸素の九八～九九パーセントは、主としてエネルギーを生み出すために有効利用されているのですが、残りの一～二パーセント程度が活性酸素の発生につながるといわれています。

病原体が身体に侵入すると、白血球は活性酸素を相手に吹きかけて攻撃します。つまり、活性酸素は本来、病原体と戦うための武器なのです。ところが、ストレス状態が続いて身体が疲労していくと、活性酸素が増加し、これが身体に悪影響を及ぼすのです。

その悪影響は何かと言うと、活性酸素の強い酸化力により、細胞内のたんぱく質や遺伝子DNAを傷つけるとともに、細胞膜を構成する脂質を攻撃して、毒性の強い過酸化脂質を作り、細胞を傷つけたりするのです。こうした有害な作用の蓄積《ちくせき》が老化を速めたり、痴呆《ちほう》、がんや動脈硬化、心臓病をはじめとする生活習慣病の原因の一つになると見なされています。

日本型食事は活性酸素から身を守る

一方で、身体はこうした有害な作用を防ぐための強力な「抗酸化システム」を備えています。しかし、この備えだけでは活性酸素を消すには十分でなく、抗酸化ビタミンとして知られるビタミンEやCがそれを補うようにして、生体の抗酸化システムで大変重要な働きを演じているのです。

抗酸化物質は、実に多種多様な食品に含まれていて、今日の日本型の食生活、つまり伝統的な日本の食事に欧米の長所を採り入れた中間型の食生活を通して、効率よく摂取されることが分かっています。バランスのいい食事を心がけることで、自然のうちに、活性酸素の有害な作用から免《まぬか》れるのです。

生きる意思のあるところに生がある

遺伝子解読で「がん体質」が分かる

　自分はがんになりやすいのか、なりにくいのか。日本人の三人に一人が、がんで亡くなっている現状からすると、いわゆる「がん体質」なのかどうかは誰もが関心のあるところです。現在、世界中で進められている人間の全遺伝子情報を解読する「ヒトゲノム計画」が完了したあかつきには、個別のデータとして、こうしたことも分かるようになるでしょうし、一人ひとりに対応できる〝オーダーメードの医療〟が行われるようになるともいわれています。

　一方で、がんになりやすいか否かは、遺伝子の影響もさることながら、加齢、生活習慣、環境、感染症、免疫力など、いろいろな要因が関与していますが、心理的な側面、つまりストレスにどう対処するかという精神的な影響も少なからずあるようです。その意味では、遺伝的な「がん体質」の人がいるように、心理的な「がん性格」の人がいるかもしれません。

陰気な人はがんになりやすい？

いまから千八百年以上前の紀元二世紀ごろ、ギリシャの医学者クラウディウス・ガレーノスは「メランコリー（憂うつ、陰気）な女性は、楽天的で活発な女性に比べて、がんになりやすい」という説を唱えました。

十九世紀後半になって、イギリスの名医ジェームズ・ページェットも「不安が募ったり、期待を裏切られたり、絶望したりしたすぐあとで、がんが急速に進行する症例が大変多い。この事実から判断すると、心理的な抑うつ状態も、がん体質の原因となるさまざまな発がん要因の一つとして見逃すことができない」と述べています。

がんの心理的要因について科学的な関心が高まったのは、一九五〇年代に入ってからです。当時、アメリカのユージーン・ブルンベルグ博士が、カリフォルニア州ロングビーチにある退役軍人病院のがん患者たちを観察するうちに、病状の進行と性格の傾向に明らかな因果関係があると指摘したことがきっかけでした。

それによると、礼儀正しく、控《ひか》えめで、けなげなほどに従順な患者の病状が急速に進行する一方、はっきりと意見を述べ、時には医者をてこずらせるような患者のほうが、治療効果が上がって回復したり長生きしたりするというのです。

一例として、ブルンベルグ博士は、入院して五カ月で亡くなったリンパ節《せつ》がん患者のことを紹介しています。この男性は「いっそのこと心臓発作で死んでしまいたい」と、発作が起きても薬を飲まなかったことが何度かあったそうです。こうした態度について博士は「彼は、がんをすすんで受け入れる状態にあったのです。死ぬことによって、彼がずっと待ち望んでいたこと――すなわち、人生とその耐えがたい問題やストレスから解放されること――がかなえられるのですから」と、興味深い心理分析を加えています。

一方、がんの進行が遅い患者は、人生のさまざまなストレスを乗り切るコツをつかんだ人たちで、このことが彼らの生存を可能にする秘密の一つであろうと、ブルンベルグ博士は述べています。

また、乳がんと診断されたある女性は、「私を見守ってくださる全能の神の御《み》教えに反するので……」と、あらゆる通常の医学的な治療を拒んだそうですが、なんと、その診断から十年が経《た》っても、その女性は生存していたと報告されています。

（スティーブン・ロック、ダグラス・コリガン共著『内なる治癒力』〈創元社〉参照）

鵜のみにはできないが……

たしかに、こうした研究には、調査上の不備やデータの読み違いなどがあって、鵜《う》のみにすることには問題があるかもしれません。しかし、状況証拠を積み重ねていくと、理論的には、ストレスが神経の内分泌系に影響を及ぼし、これが生化学的な反応を引き起こして、正常細胞を悪性細胞に変えてしまい、その結果、がんが発生すると考えることができます。

あるいは、ストレスが免疫系を弱めて、腫瘍ができるのを食い止めることができず、小さながんが急速に大きくなるのかもしれません。また、ストレスの影響で、すでに体内にあるがんの発育を早めてしまう可能性もあります。

人生といのちの責任者として

仮に、ストレスに対する心の使い方次第で、がんになりやすいのであれば、逆に、日常的な心の使い方ひとつで、腫瘍が小さくなったり消えてしまう可能性がないとは言えません。そうだとすれば、どんなことに気をつければいいのでしょうか。それは、身体の免疫力を高めるために、自らの人生やいのちに対するかかわりを大切にすることだと私は思います。

ストレスに思えるようなことが起こってきたとき、それに適応しようとすることばかりに気を取られ、自分らしくなれず、その時々の感情をひたすら押し殺してしまうような人は、周囲を気にしてつくり出した〝偽りの自分〟と、〝本当の自分〟との間に差ができてしまい、どうしても心が楽になれません。

そうではなく、自分にとって不都合だと思えることや、つらく苦しいことなどを、自分自身が成長するために与えられた一つのチャンスと捉え、なんとか乗り越えていこうと努力することが、がんをはじめとする、さまざまな病気にかかりにくい体質をつくるのかもしれません。

医者は、患者さんの生の〝援助者〟ではあっても〝責任者〟にはなれません。言い換えれば、患者さん自身が、良い意味でも悪い意味でも、自分の人生といのちに対する責任者だということです。

「生きる意思のあるところに生がある」という厳然とした側面が、人生にはあるのではないでしょうか。

第 4 章
“一病息災”の生き方を受け入れよう

心身の仕組みの解明が始まった

本能的な心に打ち勝ってこそ

すでに述べたように、がん、心臓病、脳卒中《そっちゅう》は、現在の日本人の三大死因となっており、全死亡者の六割がそれらの病気で占められています。近年、生活習慣病を予防する行政などの各種キャンペーンが国民に浸透してきましたが、全般的に見て、まだまだ増加傾向にあります。

生活習慣病を防ぐには、塩分、糖分、油脂の摂取量を控《ひか》えるだけでなく、定期的な運動を心がけることが大切です。その意味するところは、さまざまな欲望に負けないように自分で自分を律しなさい、ということです。言い換えれば、あなたの理性的な心が、本能的な心の誘惑に打ち勝たなければ、ついにはわが身を滅ぼしてしまいますよ、という厳しい警告なのです。

実は、本能や欲望と葛藤《かっとう》すること自体がストレス状態にあると言えます。欲のない人がこの世に一人もいないように、ストレスを感じないで生きられる人は誰一人としていません。そうであるならば、本能や欲望をむしろ真正面から見据《す》え、それらの刺激に対処する方法を身につけることこそ、受動（悪玉）ストレスによる症状から逃れ、能動（善玉）ストレスを招いて健康になるポイントだと思います。

自分で自分を病気にしていないか

私が外来で患者さんを診察していると、緊急の治療を要しない状態であるにもかかわらず、「脳梗塞《こうそく》ではないか、くも膜下出血ではないか、がんではないか……」と不安いっぱいの表情で見える人が少なくありません。そうした患者さんの顔色が一様に良くないのは、ストレス状態によって顔面の血流が悪くなっているからです。

なかには、何年も同じ症状を抱えていて、長く身体《からだ》の不調を訴えている人もいます。本人にはいろいろな自覚症状があるので、病院ではその原因を探ろうと、頭部はもちろん、血液や尿を検査し、時には胃カメラをのんでもらったりもしますが、実際には、病的（器質的）な異常が見られない場合がほとんどです。

それはなぜでしょうか。私の経験からすれば、酷《こく》な言い方になるかもしれませんが、自分で自分を病気にしているふしがないとは言えないように思います。

病人に付き添う家族の憂うつ

患者さんに付き添う家族もまた、陰うつで深刻な顔をしておられます。それは、身内の病気を心配するあまりに、ということはもちろんでしょうが、家族もまた、本人の苦しみや痛みの一部を抱え込んでしまっているからです。

家族は毎日のように、本人から苦しみや痛みを訴えられていることでしょう。それに対して、いちいち反応するうちに、心身ともに疲れてしまい、ストレス状態に陥《おちい》っているのです。

家族もストレス状態に置かれているがゆえに、元気なときにはなんとも思わなかった、本人の何げない行動や態度が気になってきます。「痛いとか苦しいとか言う割には、ご飯もちゃんと食べるし、テレビも見るし、自分でトイレにも行けるし、いったいどこが悪いんだろうと、正直言って思ってしまいます」という家族の打ち明け話を聞くことがあります。心は揺れ動くのです。

患者は病因をはっきり知りたい

日常的にいろいろな自覚症状がありながら、入院する必要がなく、自宅で生活ができる人たちには、共通して次のような症状が見受けられます。頭痛、身体のだるさ、胃の不快感、便秘、動悸《どうき》、息切れ、めまい、ふらつき、手足のしびれ、睡眠障害、性欲減退、口内・皮膚《ひふ》乾燥、拒食・過食などです。ほとんどの患者さんの場合、精密検査を行っても、こうした症状を裏づける異常は認められず、検査結果の数値も正常値を示しています。いわば、原因不明の症状なのです。

患者さんの中には、「異常なし」という検査結果を知ったとき、ほんの一瞬ですが、少しがっかりしたような表情をされる人もいます。病気でないことはたしかに嬉《うれ》しいことだけれど、何が原因でこんなにつらい症状に悩まされているのか、はっきり示してもらいたいというのが、正直な気持ちなのではないでしょうか。

不定愁訴の原因は心にある⁉

このように、何年にもわたって不定愁訴《ふていしゅうそ》（なんとなく心身の調子が悪いこと）が続いているものの、とくに入院を要するほどでもなく、普通に食事もし、当たり前のように日常生活を送り、ましてや仕事もこなしている人が、あくまで「私は病気だ！」と主張されることがあります。このような原因不明の症状を「機能的症状」と呼んでいます。

その原因はどこにあるのでしょうか。検査結果からは、器質的な病気でないことがはっきりしているので、その人の心に原因があるとしか言いようがありません。私の見解では、受動ストレスからくる典型的な体内異常であり、ひとたびストレスから解放されたなら、それらの症状は回復し得るものだと思います。

「白衣高血圧」の不思議

では、このような不定愁訴の症状を持つ患者さんの身体は、どうなっているのでしょうか。私は、これらの症状の原因が、ほとんどの場合、血流障害にあるのではないかと考えています。

たとえば、自宅で血圧を測ると正常値なのに、病院で女性の看護師に測ってもらうと高血圧になる人がいます。これは「白衣高血圧」と呼ばれている現象です。つまり、女性に血圧を測ってもらうことで少しでも緊張すると、交感神経系が刺激され、アドレナリンとノルアドレナリンの作用により、心拍《しんぱく》数が増えて末梢《まっしょう》血管が収縮し、一時的な高血圧になるのです。

このように「嫌だな」「緊張するな」といった否定的な心理が、すべて受動ストレスにつながるのです。こうした心理状態が続く間は、ノルアドレナリンの働きによって末梢血管の収縮が持続されています。こうして全身の血流障害が引き起こされるのです。

中高年は〝一病息災〟の生き方を

違う病気であってもストレス症状は共通する、ということを明らかにした、次のような調査結果があります。関西医科大学心療内科の中《なか》井《い》吉英《よしひで》教授は、高血圧症のグループと、胃炎・胃潰瘍《かいよう》を持つグループをつぶさに観察しました。

するると、その特徴的な症状として、高血圧患者のグループでは、不眠が四五・九パーセント、頭痛・頭の重量感が四二・六パーセント、胃痛・吐き気と倦怠《けんたい》感がともに三三・一パーセントを占め、動悸・息切れ、めまい、ふらつき、食欲不振と続きました。

一方、胃炎・胃潰瘍患者のグループでは、動悸・息切れが二四・八パーセント、食欲不振が二〇・六パーセント、これに、めまいとふらつきが続きました。

この調査結果から分かったことは、高血圧症であれ、胃炎・胃潰瘍であれ、どちらにも共通する諸症状（動悸・息切れ、食欲不振、めまい、ふらつき）が見られるということです。はっきり言って、これらの症状は、直接的に本来の病気とは関係がありません。その根っこには、やはり受動ストレスがあるのです。

これらの症状は、重い軽いの差こそあれ、中年以降になれば大方の人が経験するものです。それを当たり前のこと、つまり何か一つくらいは持病があっても、健康に暮らしているのだからそれでいいと、症状とうまく付き合っていく人もいれば、相当に重いものと深刻に受けとめてしまう人もいます。

中高年になれば、無病息災ならぬ〝一病息災〟の生き方を受け入れることです。それがかえって、ストレス症状を和らげることにつながっていくと思います。

◇

これ以降は、受動ストレスからくる諸症状、とくに不眠症と頭痛について、私の外来での経験に基づき、血流障害という観点から詳しく述べてみたいと思います。

不眠はストレス症状の入り口

現代人に特徴的な症状

不眠に悩まされる現代人は少なくありません。

しかし、そのむかし、農耕中心の生活をしていたころには、不眠で悩まされることは、ほとんどなかったのではないでしょうか。毎日が激しい労働の連続で、しかも早寝早起きなのですから、むしろ熟睡していたのではないかと思います。

もちろん、人間関係をめぐって悩むのは、むかしもいまも同じでしょうから、身近な人々との軋轢《あつれき》やしがらみによる悩みは尽きないにしろ、翌日の労働に備えて、規則正しい生活を送っていたことは間違いないと思います。

その意味で、不眠は、ホワイトカラーのサラリーマンに代表されるように、デスクワークに追われ、複雑な人間関係を持ち、夜型の生活がすっかり身についてしまった現代人ならではの特徴的な症状と言えるでしょう。

悪い意味での自己暗示

睡眠欲は、人間の数ある欲求の中で最も重要なもので、不眠はそれが満たされないわけですから、心身にさまざまな悪影響が出るのは当然です。私の外来でも、患者さんの訴えの多い順の上位にランクされています。

不眠は、ストレスが原因による身体症状としては典型的なものです。〝ストレス症状の入り口〟といっても過言ではありません。深刻になると、これほど苦しいものはありませんが、軽い一時的なものなら誰もが経験するところです。

たとえば、子供のころ「明日は遠足」と思うだけで胸がわくわくして、その夜はなかなか寝つけませんでした。また、テレビや映画などで強い刺激を受けた夜は、興奮して眠れないこともありました。

大人になってからも、不安を抱えていたり心配事があったりすると、寝床に入って「あーでもない、こーでもない」と考え込んでしまい、ただ時間だけが過ぎていき、それがまた気持ちを高ぶらせて眠れなくなることもあります。

このように、自分自身で興奮状態をつくり出してしまう人が、ストレス性の不眠症に陥りやすいと言えるでしょう。つまり、悪い意味での自己暗示をかけて、不眠症になっているのです。

睡眠は心の安定感と密接に関係

日中にあまり身体を動かさず、肉体的な疲労が少ない人も、不眠症になりやすいと言えます。こうした例は、とくにお年寄りに多く、私の外来でも睡眠薬を処方してほしいという希望が結構あります。

睡眠は、精神的な安定感と密接な関係があり、興奮状態、不安感、緊張感、イライラ感などは快適な睡眠を阻害《そがい》します。必然的に、このような精神状態のときには、寝つきが悪く、すぐに目が覚め、夢見も良くありません。

熟睡しているとき、身体は本来のモードである副交感神経系が優位な休息状態にあって、血管はゆったりと開いています。血流がスムーズなため、消化・吸収が活発で、新陳代謝《しんちんたいしゃ》による老廃物（残りかす）を身体の外に出す働きが最も盛んになります。そのため、熟睡感が得られた朝は、目覚めが良く、身体も快適で、頭もすっきりとしているのです。

不眠がマイナス思考に追い込む

ところが、不眠症になると、体内を掃除する時間が減るので、残りかすが十分に排出されません。そのため、朝になっても疲労感が残ってしまいます。

疲労感をひきずったまま登校したり出勤したりすると、当然のことながら、集中力が持続せず、ミスを犯しやすくなり、勉強に身が入らず、仕事の能率も上がりません。こうして何事もうまくいかない状態が続くと、そのことがさらにストレスに輪をかけて、自分で自分をマイナス思考に追い込んでしまいます。

いったんこうなれば、寝床に入っても、うまくいかない原因を考え込んだりして、余計に眠れなくなってしまいます。こうした悪循環が不眠症を重くするのです。

高齢者の不眠は心配ない

不眠の問題は、高齢者を抜きにしては語れません。高齢者の睡眠の特徴を知ることは、介護をする人はもちろん、家庭内におけるお年寄りとの付き合い方の基礎知識としても重要なので、ここで紹介しておきましょう。

高齢者の睡眠の特徴は、そのリズムが不規則だという点です。それは、眠りの深さが不十分なことから来ています。

なぜ、そうなるのでしょうか。人間は高齢になれば、身体を必要以上に動かさなくなるので、エネルギー消費量が少なく、休息時間としての睡眠がそれほどいらなくなるからです。また、昼間の生活時間帯で仮眠をとっているお年寄りも少なくありません。それゆえに高齢者は、若いころのように夜間に熟睡しなくて済むのです。お年寄りが「夜よく眠れない」と訴えても、本人の体調は、それほど悪くないというのが一般的です。

不眠症の対策はあるか

ところで、不眠症の対策はあるのでしょうか。その一つとして、まず昼間の生活上の工夫が必要になってきます。

身体を動かせる人はできるだけ外へ出て、外気を吸い、紫外線を十分に浴びながら、ゆっくりと歩いたり、軽いスポーツに興じることによって、健康的な疲労感に浸《ひた》ることが大切です。また、積極的に身体を動かすことで、家でじっとしているときにはつい、うつらうつらしてしまう時間帯をなくすことができます。

このほかに、夜は本を読むとか、日記をつけるとか、趣味のことをするなど、眠気を催すまで、むしろ健康的に起きていることもいいでしょう。

睡眠薬を効果的に服用

どうしても眠れない場合には、睡眠薬に頼ることも仕方ないでしょう。たしかに、睡眠薬への依存は避けなければなりませんが、むやみに忌避《きひ》するより、寝つけないときは薬を飲んで、しっかり睡眠をとり、体内を浄化する時間をできるだけ長くしたほうが、むしろ体調は良くなります。

眠れないとき、身体はストレス状態に陥っています。そうなると、身体が固くなり、肩にも力が入り、全身の血流が悪くなって、たとえ寝つけたとしても、目覚めたときには疲れがとれていないということになります。

本来ならば、睡眠中に体内の老廃物を排出しているはずなのですが、ストレス状態のまま寝たり起きたりを繰り返していると、逆に、新たな老廃物をつくってしまいます。寝不足の朝が不快なのは、それが溜《た》まりに溜まった状態だからです。

肩こり・頭痛は万病のもと

頭痛患者の九割が「異常なし」

私の日ごろの診療活動の中で、頭痛を訴えて外来を訪れる患者さんがきわめて多いのは、現代社会ならではのストレス症状として特筆すべきことだと思います。

結論から先に言うと、頭痛の原因として最も多いのは、ストレスを原因とする「筋緊張性頭痛」です。

頭痛を訴えて来院する患者さんに、頭部ＣＴやＭＲＩを行って、器質的に「異常なし」と確認されるのは、およそ九割に上ります。これが「筋緊張性頭痛」で、別名「神経性頭痛」「精神性頭痛」「緊張型頭痛」とも呼ばれています。

次ページの図をご覧ください。首の後ろの筋肉群のうち、僧帽《そうぼう》筋は肩をすぼめる働き、肩甲挙《けんこうきょ》筋は肩を挙げる働きをしています。そして、このタイプの頭痛は、こ

首と肩の筋肉

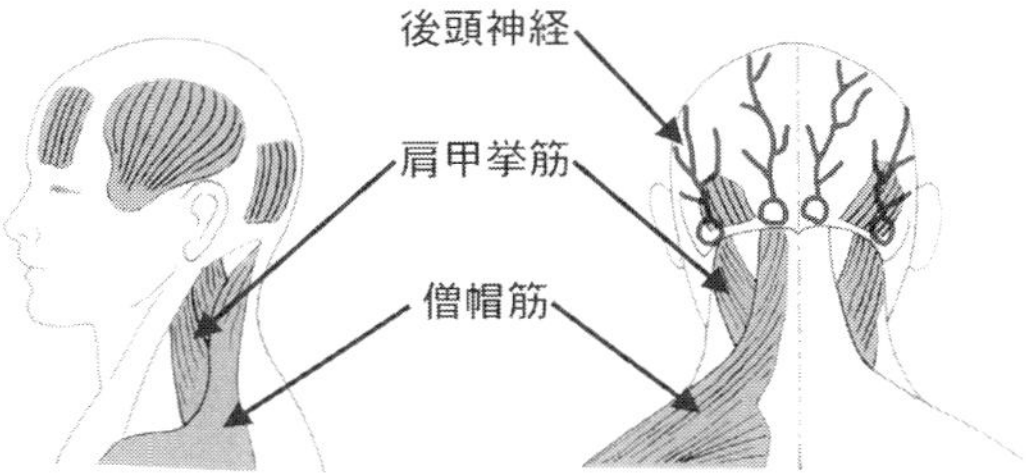

れらの筋肉の慢性的な緊張状態が続くことによって起こります。つまり、肩に力が入っている状態、いわゆる〝いかり肩〟が慢性化したもので、その原因は、生活上のさまざまなストレスにあるといわれています。

肩こりに伴う頭痛を引き起こす代表的なストレスは、精神的な不安、心配、恐怖あるいは緊張などによる心理的ストレスのほか、持続的な下向き姿勢で行う作業、たとえば編み物、読書、パソコン操作などによる身体的ストレス、あるいは寒冷などの環境因子からくるストレスなどです。

筋肉痛は限界知らせる危険信号

肩こりは、ストレスがかかることで、主に首の後ろの筋肉が「闘争か、逃走か」の反応によって身構える姿勢をとろうとして、緊急的に筋肉を緊張させることで起こります。このとき、たくさんの血液を必要とするため、筋肉内の動脈と静脈の血管は拡張しています。筋肉の隅々まで血液が送り込まれて、酸素と糖を十分に供給しなければならないからです。

同時に、筋肉を使ったあとには、代謝物質である乳酸が産生されます。乳酸は、普通に歩くくらいの運動では、その量は少なく、すぐに静脈から排出されるのですが、筋肉を強く長く使うと、乳酸が溜まって筋肉疲労を起こすのです。そのとき、乳酸が筋肉内の神経を刺激します。これが筋肉痛です。

こうした乳酸の蓄積《ちくせき》による筋肉痛は、ある意味では、筋肉の使用に耐え得る限界を教えているとも言えるでしょう。痛みを発することで「もう限界だから、使うのをやめてくれ！」と訴えている、いわば体内の防御反応なのです。

その危険信号を無視して、さらに使い続けると、筋肉疲労はピークに達し、けいれんを起こしてしまいます。長距離を走ったり泳いだりしているときに〝足がつる〟のは、実はこの症状なのです。

ストレスはまさに〝頭痛の種〟

これは肩や首の筋肉にも当てはまります。本来、肩や首の筋肉は、足や手よりもはるかに強いせいか、慢性的な肩こりを自覚している人は、乳酸が溜まっていても、筋肉を押さえないと強い痛みを感じない場合が多いようです。そのため、本人が気づかないうちに肩こりは進行してしまいます。

肩こりが限界に達すると、筋肉中に溜まった多量の乳酸が、防御反応として警告を発します。それが、後頭部の頭蓋骨《ずがいこつ》内から皮下に出てくる神経を刺激する痛み、すなわち、ズキーンと電気が走るような強い頭痛の正体なのです。

このような強い頭痛を感じたとき、その原因が肩こりにあると思う人はいないようです。「ひょっとすると脳腫瘍《しゅよう》かもしれない」「くも膜下出血ではないか」「脳梗塞が起こったのだろうか」と不安を募《つの》らせ、余計にストレスを溜めてしまいます。

そうなると、肩こりの症状はさらに悪化し、頭痛もいっそう激しくなるという悪循環に陥ってしまいます。もとをただせば、ストレスによる肩こりが原因なのですが、ひどい場合には、慢性的な強い頭痛に悩まされるようになります。ストレスは、まさしく〝頭痛の種〟なのです。

松井選手でも肩の力は容易に抜けない

ストレス状態や精神的に緊張しているときには、首の筋肉群は無意識のうちに収縮しています。自然と肩に力が入るからです。

たとえば面接試験のとき、深呼吸をして肩の力をスッと抜くことができれば、比較的冷静に受け答えができるのですが、実際には、なかなか自分の思い通りに肩の力は抜けてくれません。

アメリカのメジャーリーグに挑戦する松井秀喜《まついひでき》選手は、バッターボックスの中でしきりに右肩を上下に動かしますが、それは肩の力を抜くことで緊張状態をほぐしているのだと思います。あれほどの天才的なバッターが徹底して訓練しても、ピッチャーと対峙《たいじ》して真剣勝負を挑むときには、意識的に肩の力を抜くことは難しいのかもしれません。

肩こりは休息しても治らない筋肉痛

普通、手足の筋肉（随意筋《ずいいきん》）を動かそうとするとき、本人の意思と命令が必要です。ところが、首や頭の後ろの筋肉には、意思や命令にかかわりなく機能させる交感神経系が入り込んでいるため、身体的、精神的、環境因子などによるストレスによって、これらの筋肉は自然と収縮します。本人が意識するしないにかかわらず、肩は凝《こ》るのです。

そもそも肩こりとは、歩き過ぎたときに足が痛くなるのと同じ理屈で起こります。しかし、手足の筋肉痛は二、三日無理をしなければ良くなるのですが、肩こりはそうはいきません。休息をとれば治るという単純なものではないだけに、肩こりが慢性化してひどい頭痛になると、いよいよ不安が高じてきて「ひょっとすると、とんでもない頭の病気では……」などと思い込んでしまうのです。

そんな患者さんの場合、医者があれこれ説明しても容易に納得してくれません。頭部ＣＴやＭＲＩで検査したのち、「頭は大丈夫ですよ」と声を掛けて初めて安堵《あんど》の表情を浮かべられるのですが、次の瞬間には「では、なぜこんなに頭が痛いのか、その原因は？」と、余計に不安がる人もいます。

インフォームド・コンセントの精神

各種の検査で異常が認められないとき、あとは鎮静剤などを処方するだけで診察を終えてしまう医者が少なくないようです。「原因は肩こりでしょう」「きっと疲れからでしょう」といった説明や、「痛み止めを出しておきますよ」といった対症療法的な処置だけでは、患者さんは心底から納得できません。

これからの医療は、ストレスにかかわるさまざまな症状のメカニズムを、患者さんに理解してもらえるまで十分に説明することが求められます。

近年、医学界では「インフォームド・コンセント」（医者からの十分な説明に基づく患者の同意）ということがしきりに叫ばれるようになりました。その患者さんはどんな病気で、いまはどういう状態で、これから病状はどう推移し、どのような治療法があるのか。その治療に伴うリスク（危険性）は……などと、患者さんが納得するまで十分に説明する義務が医者にはあります。また、患者さんには当然、そうした説明を受ける権利があります。

患者と医者の確かな信頼関係を

ただし、医者がそれらの事実や見込みを患者さんに伝えるだけでは不十分だと私は思います。インフォームド・コンセントの精神は、患者さんと医者の間に確かな信頼関係を築くことにあるはずです。患者さんの心は不安でいっぱいです。病院に行こうと決心するまでには、いろいろと考えを巡らせたに違いありません。まずは、患者さんの心に真正面から向き合い、安心して医療に身を委《ゆだ》ねてもらえるように、医者の側から心を通わせることが、ひいては身体の回復力を向上させる礎《いしずえ》となるのではないでしょうか。

肩こりマッサージとカウンセリング

話が少し逸《そ》れてしまいました。もう一度「肩こり、頭痛は万病のもと」に戻しましょう。

肩こりとそれに伴う頭痛は、本人や家族の誰かが心配事を抱えているときや、根《こん》を詰めてデスクワークをしたとき、あるいは慣れない作業をしたあとなど、精神的に不安定だったり、身体が緊張しているときに起こります。

かつて、私が院長を務めていた病院では、医者の全員の顔写真と専門などを書いた紙を外来受付の壁に張り出していました。患者さんはそれらの情報を見て、診《み》てもらいたい医者を自分の判断で決めることができるのです。いわば〝指名制〟です。

私の外来には、多いときで一カ月に千人近い患者さんが見えていました。その九割ほどが何度も足を運ばれる〝リピーター〟で、なかでも頭痛を訴える人が多いのが特徴でした。

私は、その一人ひとりの診察中に、必ず肩と首の筋肉を揉《も》みながら、頭痛はストレス性の肩こりによって起こることを分かりやすく説明し、最近、気に病むような出来事はなかったか、などと尋ねるのです。

こうしたマッサージとカウンセリングによって、それまで沈みがちだった患者さんの表情に、少しずつ明るさが戻ってきます。そして、受動ストレスにならない心がけ、つまり「とらわれないこと」「感謝すること」といった話をするのです。患者さんは元気を取り戻して「考え方を変える努力が大切なんですね」と言い残し、診察室をあとにされるのです。

医療活動を通じての〝人だすけ〟

余談になりますが、私の専門は脳神経外科ですから、マッサージやカウンセリングは診療報酬の対象に入っていません。薬も必要のないものは出さない主義です。と言うのも、私は一人の天理教の信仰者として、医療活動を通じての〝人だすけ〟を心がけているつもりですから、財政面については院長として気になるところですが、儲《もう》け主義に走るつもりは毛頭《もうとう》ありませんでしたし、医者として、患者さん全員にマッサージをすることは少しも苦になりませんでした。

その精神は、もちろん現在の「ながせき頭痛クリニック」にも反映されています。医療を通しての、私のささやかな奉仕活動だからです。

◇

次の章では、私が診てきた実際の症例を引きながら、ストレスとそれにまつわるさまざまな症状について、説明していきたいと思います。

第５章
ストレス性の諸症状と改善例

ストレス症状は血流障害から

凝りからくる頭痛

脳神経外科の外来には、頭痛を訴える患者さんがあとを絶ちません。それほど頭痛に苦しむ人が多いのに、入院を必要とする人は、その一割にも満たないのです。そのほとんどが、肩こりからくる頭痛なのです。

◎カルテA――年齢四十七歳、女性

この女性は、長男の大学受験を一カ月後に控《ひか》えていた。頭全体に鉢巻《はちま》きをしたような、お椀《わん》をかぶったような、頭部全体が締めつけられるような痛みを感じていたという。時には頭全体が重く感じたり、目がしょぼしょぼしたり、気分もすっきりせず、日を追うごとにその症状が強くなっていった。

そうこうするうちに、後頭部にズキーンと電気が走るような痛みを覚えるようになった。いよいよもって、これは頭に異常があるのではないか、脳腫瘍《しゅよう》だったらどうしようという不安感にさいなまれ、思いきって来院したと言う。

診察の結果、両肩と首筋の凝《こ》りがきわめて強く、マッサージをすると、強い痛みを感じると訴えた。肩こりからくる頭痛および後頭神経痛と診断した。

しかし、頭痛の場合には、頭蓋骨《ずがいこつ》内にその原因が隠されていることがある。念のため即日、頭部のＭＲＩ検査を行ったところ、頭痛の原因として最も怖い脳動脈瘤《どうみゃくりゅう》は確認されず、ほかに脳腫瘍や脳梗塞《こうそく》の兆候《ちょうこう》もなく、異常は見られなかった。この診察結果を話し、頭痛の原因が脳の器質的異常から来たものでなく、頭蓋骨の外側の筋肉の張り、つまり筋肉痛によるものであることを詳しく説明すると、患者さんはすっかり安心した様子であった。

これならば薬は必要なし。日ごろから体操を心がけ、リラックスして入浴やシャワーで筋肉を和《やわ》らげるように指示すると、患者さんは満足そうな顔で診察室をあとにした。この患者さんの頭痛の原因は、明らかに子供の受験によるストレスであった。

◎カルテB——五十四歳、女性

慢性頭痛を抱え、頭痛薬や筋肉の凝りをほぐす薬を長期間服用していた。私の外来に来て、頭部ＣＴやＭＲＩでも異常がなく、本人はなぜ治らないのかと大いに悩んでいた。私が圧痛《あっつう》のある場所を探し、そこをマッサージすると、頭がすっきりしたという感覚があったという。

私は〝肩こり頭痛〟と診断。家の中に閉じこもることなく、外に出て、趣味に興じるか運動をするように勧めた。私のアドバイスを聞いて水泳教室に入り、週三回通ううちに、三カ月後に来院したときにはすっかり肩こりが消え、慢性頭痛から解放されていた。

その後、水泳も上達し、教室の仲間との対人関係も良好になり、連れ立って旅行に行くなど、ストレスはすっかり解消された様子。顔色も良くなり、肌に艶《つや》が出て、外見からも身体《からだ》が引き締まった感じで、かなり若返って見えた。本人は「最近、風邪《かぜ》をひかなくなった」と大いに喜んでいる。

◇

こうした悩みで来院する患者さんの中には、検査や薬だけでは根本的に治らないことがあります。やはり必要なのは、患者さんの心の入り口に立つことです。そうすることで、ストレスの正体が見えてきたり、その人にとって最もふさわしいストレス解消法を判断することができるのです。

全身の痛み

◎カルテC――三十四歳、女性

全身の痛みで来院。明らかな肥満。この患者さんは両手のしびれ、両側大腿《だいたい》部《ぶ》の痛みがあり、身体を動かすと痛みが強く、生活に支障をきたすほどであった。こうした症状の場合、頸椎《けいつい》の病変を疑うのだが、ＭＲＩでも脊髄《せきずい》を圧迫する異常はとくに認められなかった。

二週間ほど入院し、安静・加療を行った結果、症状はわずかに改善して退院。しかし、その後の外来通院でも、依然《いぜん》として症状は軽快しなかった。

私はストレス性の病状を疑い、家庭内の事情を聞いてみると、姑《しゅうとめ》による嫁いじめがあり、夫も姑とともにつらく当たるとのことだった。

本人は別居を申し出ていた。それが受け入れられ、実家に戻ると、症状はウソのように軽快し、血色も良くなり、表情が明るくなった。体重は三カ月で二〇キロも減少し、パートの仕事にも行けるようになった。

◇

特別な治療もしないで、なぜ、この患者さんの症状は改善したのでしょうか。これも、ストレスによる血流障害として説明できるように思います。

姑とのトラブルから解放されて実家に戻ると、精神的に落ち着いたのでしょう。ストレスが解消され、全身の力が抜けたようになり、四肢《しし》の筋肉の慢性疲労、慢性の緊張状態が改善されたのです。そのため、筋肉内の乳酸の浄化作用が進み、痛みが軽減したものと思われます。

また、顕著な体重の減少は、姑や夫との確執《かくしつ》がなくなり、ストレスが薄れたことで、体内の血行が改善され、新陳代謝《しんちんたいしゃ》が良くなった結果、血糖値が低下して、中性脂肪も減っていったものと思われます。さらに、気分的な高揚《こうよう》感が味わえるようになると、筋肉の運動量も増え、血糖と脂質の代謝が活発になって、体内に溜《た》まっていた脂肪が燃やされて、体重が減ったのではないかと推測されます。

めまい――クラクラ感とフワフワ感

めまいには、さまざまな原因があります。頭の中の問題、耳の問題、心臓の問題、貧血からくるものなど、その診断には注意が必要です。

めまいの中でも、患者さんが最も多く訴える症状は、頭を動かしたときのクラクラ感、歩行時のフワフワ感です。このようなめまいを訴える患者さんのほとんどは、ストレスが原因の肩こりを併《あわ》せ持っているものです。
ただし、グルグル回るような回転性のめまいや、吐き気を伴うものは、別の原因が考えられるので、必ず専門医に相談してください。

◎カルテD――六十八歳、男性

得意な書道の腕を買われて、百枚程度の名刺書きを朝から夕方までかかって仕上げた。翌日には、肩や首筋の凝りを自覚するようになった。その日の夕方から、頭を動かすたびにクラクラとするめまいを感じ、翌朝になると、歩くときにも身体がフワフワとして椅子《いす》に座り込んでしまうほどに。これは頭の中の異常と思い、来院した。

各種の検査を行ったが、どこにも異常は認められなかった。ただし、この患者さんの両肩の凝りはきわめて強く、首筋を押さえると、強い痛みを訴えた。これがクラクラ感やフワフワ感の原因と思われた。両側の首の筋肉である肩甲《けんこう》挙《きょ》筋が固く筋張《すじば》っており、これを柔らかくなるまで揉《も》みほぐすことにより、「頭が軽くなった」と明るい表情が戻ってきた。なお、めまいを抑える軽い薬を処方した。

◇

このタイプの症状では、肩甲挙筋の凝りを揉みほぐすことで、めまいが治癒《ちゆ》する例を、私自身いくつも経験しています。めまいの原因は、次の通りです。

両側の首の筋肉である肩甲挙筋は、頭の位置を認識するセンサーを内蔵しています。頭が傾いているときは、傾いているという情報を、真っすぐのときは、真っすぐという情報を脳の中枢《ちゅうすう》に伝えるのです。この筋肉が凝って、血流が悪くなると、センサーの働きが低下して、頭が傾いているという情報を脳の中枢へ伝える際に、ほんの一瞬、遅れてしまいます。このとき、クラクラとするめまいを感じるのです。

歩いているときのフワフワ感も、歩行によって頭が微妙に揺れるため、センサーの機能が低下することによって、その情報を伝える速度が遅くなる分、フワフワした感じになるのです。

これを改善するには、凝った首の筋肉を揉みほぐすことが一番です。血行が良くなると、頭の傾き具合が脳に正確に伝えられるようになって、めまいが起こらなくなるのです。

口が渇いて仕方ない

「口が渇《かわ》いて仕方ない」と言う人も少なくありません。私が診察するとき、必ず患者さんの舌を観察します。それは、ストレスによって口が渇いているかどうかを判断したり、脱水状態を見極めるのに役立つからです。

しかし、大学時代から今日まで、舌の観察についてふれた医学書に出合ったことがありません。また、こうした診察を勧める医者もいまだに知りません。顔色や肌の艶、目の輝き、舌の乾き具合などの情報は、その人の健康状態はもちろん、精神状態までも伝えてくれる重要な判断材料なのですが、検査機器や技術に頼りすぎる傾向が、こうした有力な情報を見逃す結果につながっているのかもしれません。

最近の若い医者を見ていると、検査データがすべてで、患者さんを〝診《み》る力〟が低下しているように思います。現代医学の一つの反省材料です。ところで、診察中に口を絶えず動かす人は、口の中が粘《ねば》ついています。そして顔色が悪く、表情も暗いことが多いようです。また、その口から出てくる言葉は、ストレスの塊《かたまり》のようで、ある特定のものに過剰《かじょう》にとらわれて、そこから離れられないような印象を受けます。その一例を示したいと思います。

◎カルテE——六十七歳、女性

夫と死別し、子供たちと離れて暮らしている。健康に不安があるため、いつも身体のことばかり考えている。高血圧の薬をもらうため定期的に通院しているが、そのたびに訴える症状が違い、さながら〝不定愁訴《ふていしゅうそ》のデパート〟である。そのような症状を、まるで日課のように探している感じさえあり、その印象をさりげなく伝えてみると、本人もあえて否定しようとしない。

こうした積み重ねによって、身体はストレス状態の極みとなっている。血管が収縮して血行が悪くなり、新陳代謝が低下して疲労物質が溜まり、何もやる気が起きなくなって、軽いうつ傾向も見られる。

この患者さんの話し方の特徴から、口が渇いて舌が粘ついているのが分かった。舌を出してもらうと、乾ききった舌の表面に、白い苔《こけ》状のものがへばり付いていた。

◇

では、なぜ口が渇くのでしょうか。過度のストレス状態にあるときには、唾液《だえき》の分泌《ぶんぴつ》が抑制されるとともに、粘性の強い唾液が出るからなのです。「闘争か、逃走か」のストレス状態の典型的な反応です。これが口の中を粘つかせ、口が渇くという訴えになるのです。時には口臭も強くなります。

このように、なんらかの不安感に一日中とらわれているような患者さんの場合、訴えられる症状の一部だけを診察・検査しても、とくに異常は認められません。できる限り患者さんの精神面まで把握《はあく》したうえで、全人的医療を行わない限り、近視眼的な医療にとどまってしまうのです。

医療に関する本や雑誌、健康番組によって、患者さんが膨大《ぼうだい》な医学知識を持つ現代にあっては、このような「木を見て森を見ず」の診断・治療をする医者や病院は、淘汰《とうた》されることになりかねません。

手足のしびれ――直接暗示

正座をすると足がしびれますが、普通の状態でも、しびれを訴えて受診する患者さんがおられます。こうした症状の中には、脳梗塞からくるもの、脊髄が骨や椎間《ついかん》板《ばん》によって圧迫されて起こるもの、糖尿病の影響で血管が細くなり、血流障害によって起こるものなどがあります。

ところが、このような器質的異常が見つからないにもかかわらず、手足がしびれる場合があるのです。

◎カルテF――五十七歳、女性

畑仕事で両手を酷使《こくし》した。翌日、左肩から左手首の辺りまでだるくなり、これは筋肉の使いすぎと本人が判断して、湿布《しっぷ》を張って様子を見た。しかし、本人は症状が気になって仕方がなく、注意が患部に集まれば集まるほどしびれが強くなる。心配になって来院した。

手足の動きには問題がなく、左の手首と右の手首の感覚にも差はなかった。頸椎や頭にも異常がなく、整形外科による診断でも問題なし。そこで、肩を揉んでみると、肩甲挙筋と背中の僧帽筋《そうぼうきん》、とくに左側の凝りが強かった。これをほぐしていくと、左腕のしびれは軽くなり、気分的にも楽になったようである。しびれを改善させる薬と頭痛薬を処方し、一週間後に来院したときは、すっかり左腕のしびれが消えていた。また、肩こりも改善されていた。

◇

このような症状は、心療内科では「直接暗示」と呼ばれています。ある症状が出ると、それが気になり、そこから意識が離れず、ますますその症状が強くなるというものです。

この例では、心配のあまりにストレス症状が増幅されて、末梢《まっしょう》血管が収縮し、余計にしびれが強くなったのです。肩を揉むことで心身ともにリラックスし、血行が良くなることで、しびれが治まったものと思われます。

このような自己暗示、直接暗示によって、本当にその症状が重くなってしまうケースがあります。これは、次に述べる動悸《どうき》や息切れでも同じです。

動悸が止まらない

胸のドキドキは誰もが経験することです。激しい運動の直後はもちろん、とても緊張する場面や、興奮しているとき、それこそ病院に行って診察結果が出るときも心臓は高鳴ります。ところが、日常的に動悸が止まらないという人がいます。

◎カルテG――七十三歳、女性

かつて脳梗塞になり、右半身のしびれがあったが、すでに軽快していた。血圧が高く、脳梗塞と高血圧の薬を処方されていた。

息子夫婦が隣の家に住んでいるが、夫に先立たれ、独居生活。夜、寝ていると、健康に不安を感じて、ふいに心臓がドキドキしてきた。時間が経っても動悸は止まらず、手もしびれていた。

診察では、脈は一分間に一二〇と速いが、心電図の波形の異常は見られなかった。酸素マスクを当て、心配しないようにと話し、点滴をして、しばらく安静にするよう指示した。二十分後、脈拍《みゃくはく》は八〇まで下がり、呼吸も安定して「楽になった」と笑顔を浮かべた。

◇

この例は、健康に対する不安感が募《つの》ったことがストレスとなり、交感神経系のアドレナリンとノルアドレナリンが分泌《ぶんぴつ》されたために起こった典型的な症状です。つまり、心臓の拍動が速くなり、血圧が上昇し、末梢血管が収縮して、手足の血液の循環が悪くなったために、手のしびれを自覚するようになったのです。

ひとたび不安感にとらわれると、だんだんとそれが高じてしまう人がいます。まして や一人で夜を過ごすことで、不安感は余計に膨《ふく》れ上がります。家族がいつも傍《そば》について、精神的にリラックスさせるだけで、動悸やしびれが軽快するようになることもあります。

慢性的な胃の不快感

第二章の「闘争か、逃走か」のストレス反応のところで述べたように、緊張状態が持続されると食欲がなくなります。ストレスによる食欲不振とともに、日常の診療活動でよく出合う症状に、胃の不快感があります。

これは慢性的な胃壁の血流障害で、胃壁の蠕動《ぜんどう》運動（食べ物を奥へ奥へと送り込む動き）が低下するために、胃がもたれ、胃酸過多によって胃の粘膜が荒れ、胃が重くなる（胃部不快感）というものです。時には吐き気を催したり、頭痛を伴うこともあるため、内科ではなく脳神経外科や神経内科へ行くように指示されることもあります。

◎カルテH――三十七歳、男性

コンピューターソフト会社に勤めるプログラマー。ソフトの開発に追われて、連日深夜まで残業を続けていたため、疲労はピークに達していた。早い時期から腹部がもたれる、食欲がない、食べると吐き気がするといった自覚症状が出ており、市販の薬では効果がなく、やがて後頭部の重い感じや首筋が張る感じも現れ、来院した。

まずは頭痛の検査をしたが異常はなく、ひどい肩こりがその原因と分かった。胃カメラをのんでもらうと、軽い胃炎が見つかったが、大したことはない。そこで、肩こりをほぐす体操、十分な休息、入浴などを指示し、胃薬を処方した。一週間後、症状は軽快し、顔つきも明るくなった。

◇

精神的なストレス状態や身体的な疲労時には、このような胃腸症状が現れます。このとき胃の透視《とうし》や胃カメラによる検査を行っても、せいぜい胃壁が荒れている程度で、「胃炎」と診断される場合が多いようです。

この状態で、ストレスが解消されると、すぐに胃壁の荒れは修復されます。もっとも、これが高じて胃潰瘍《かいよう》になると、強い抗潰瘍剤を処方しなければならなくなります。とくに、胃・十二指腸潰瘍などの原因と目されるヘリコバクター・ピロリ菌《きん》が見つかった場合には、菌を取り除く処置が必要となってくることもあります。

不眠から全身倦怠感へ

全身がだるいのも、ストレスによる症状の代表的なものです。

全身の倦怠感《けんたい》は、二日酔いや筋肉疲労、夏バテのときにも経験しますが、思い当たるふしがないと、「ひょっとして……」と一抹《いちまつ》の不安が頭をよぎるものです。

◎カルテ—— 四十九歳、男性

来院一カ月前に、課長から部長に昇進したばかりであった。昇進後、本人の責任感の強さの現れから、上司と部下の板ばさみになって悩むようになる。夜、眠れなくなり、朝起きても、身体がだるいという症状が日増しに強くなった。

頭が重いということで来院したが、脳の検査では異常が認められず、ホルモンの異常もなかった。肩こりがひどいため、マッサージを行う。五〇〇ミリの点滴を行い、身体がほぐれてくると、だるさは軽減したようだ。筋肉をほぐす薬と弱い睡眠薬を処方し、体操、入浴、十分な睡眠などを指示した。一週間後、倦怠感は軽くなり、職場に復帰した。

◇

両肩の凝りが強いのは、文字通り、肩に力が入りすぎた結果です。この患者さんの場合、昇進に伴うストレスによって、余計な力を入れ続けた一カ月間だったのでしょう。これでは全身の筋肉内の血行が悪くなり、新陳代謝が滞《とどこお》って、老廃物が排出されずに疲労が蓄積《ちくせき》され、全身がだるくて仕方がない状態になってしまいます。

体内にごみが溜まると、消化・吸収も悪くなり、ますます体内の代謝能力が落ちてしまいます。身体の掃除を促すには、筋肉をほぐし、内臓の血流を増やすためには水分を多めに摂取し、身体を温めて、十分な睡眠をとることが必要となるのです。

ストレスに起因する病気

文豪もストレスを感じていた？

夏目漱石《なつめそうせき》の『草枕《くさまくら》』の冒頭は有名です。

「山路《やまみち》を登りながら、かう考へた。智《ち》に働けば角《かど》が立つ。情に棹《さお》させば流される。意地を通せば窮屈《きゅうくつ》だ。兎角《とかく》に人の世は住みにくい」

文豪もなんらかのストレスを感じていたのでしょう、「兎角に人の世は住みにくい」と慨嘆《がいたん》しています。

それでも私たちは、いのちある限り、この社会で生き続けなければなりません。住みにくさの一因は、やはり人間関係からくるストレスにあることは間違いないでしょうが、これが持続すると、受動（悪玉）ストレスになって、疲れきった身体に不眠や頭痛などの症状が現れてきます。

とはいえ、こうした機能的症状は、ストレスを解消して心身をリフレッシュすれば回復するものなのです。

「住みにくさが高じると……」

どんなに強靭《きょうじん》な精神力と、ずば抜けた体力を併せ持つ人でも、ストレスを感じないで生きることはできません。ましてや、ストレスとなるものを一〇〇パーセントなくすことは到底不可能です。

かの文豪は「住みにくさが高じると、安いところへ引き越したくなる」とも書いていますが、もしそれを望むのであれば、人っ子ひとりいない絶海の孤島で、ロビンソン・クルーソーのように生きるしか方法はありません。

かと言って、ストレスをできるだけ感じないようにしようと、誰ともいざこざを起こさず、常に腰が引けたような生き方をするのも考えものです。たとえストレスになってもいいから、何事にも前向きに取り組み、人と積極的に交わり、ストレスと上手に付き合っていくことを心がけるべきです。

ただし、実際問題として、ストレス症状が長く続いた場合に、その後どのような病気につながっていくのかを知っておくことは、予防医学の観点からも大切だと思います。

諸病の〝引き金〟とならぬよう

ここで、あらためて断っておきたいのは、さまざまな病気の原因が、すべてストレスに帰するわけではないということです。何より本人の遺伝的素因、環境因子、職業、食生活、喫煙や飲酒などの生活習慣が大きくかかわっていることを確認しておく必要があると思います。

がんをはじめとして、高血圧、糖尿病、狭心症や心筋梗塞、老化と痴呆《ちほう》、胃・十二指腸潰瘍、慢性胃酸過多、過敏性腸症候群（腹痛と便通異常を主症状とし、患者の九割がストレス性）、アトピー性皮膚《ひふ》炎、円形脱毛症、子供の成長障害、喘息《ぜんそく》、免《めん》疫《えき》の低下によるさまざまな感染症、急増中のうつ病、パニック障害（突然に激しい動悸がし、身震いや息苦しさ、胸の痛み、嘔吐《おうと》、めまいなどの異常感覚が同時に起きる）など、ストレスは諸病の〝引き金〟となったり、すでに発病していたところへストレスが加わることで、病状をいっそう悪化させるということなのです。

いずれにせよ、現代人特有のこうした病気とストレスの関係については、さらなる研究が待たれます。二十一世紀の医療にとって、一つの大きなテーマなのです。

第6章
善玉ストレスがやる気を生む

ストレス症状を出さないために

第五章では、ストレスによる体内の変化と、それによってもたらされる症状と病気について述べてきました。

この章では、ストレスからくる諸症状を、いかにして出さないようにするか、いや、出さないだけでなく、逆にストレスを活《い》かして、やる気を生み出す秘訣《ひけつ》を紹介したいと思います。

◇

血液は〝いのちの供給源〟

血液は、脳の指令に基づき、酸素や栄養をすべての臓器や細胞の隅々まで行き渡らせるとともに、代謝《たいしゃ》物質や老廃物を運び出す役目を担っています。つまり、六十兆といわれる全身の細胞が生きていくうえで、血液は〝いのちの供給源〟になっているのです。もちろん、血液を循環させるポンプ役である心臓の働きは何より大切ですが、ストレスによって血液の循環路である血管が狭くなると、身体《からだ》にさまざまな症状が現れてくるのです。

身体の仕組みは会社組織と同じ

こうした身体の仕組みを、会社組織にたとえてみましょう。

次ページのイラストのように、身体の〝司令塔〟である脳は、常に会社全体のことを考えて統括《とうかつ》する社長の立場に当たります。社長は、各役員（臓器）に指令を出し、その指令は社員（細胞）全員に伝えられます。そのとき社長は経理（心臓）に命じ、役員や社員の働きに応じて、給料を出さなければなりません。この給料に当たるのが血液です。

給料を気前よくはずむ会社は、各部署が懸命にその役割を果たし、全体も活気づいて、将来的にも発展し続ける見込みがあります。人間の身体で言えば、各臓器の新陳代謝《しんちんたいしゃ》が活発で、すべての細胞に至るまで酸素や栄養が十分に供給されているの

身体の仕組みは会社組織と同じ

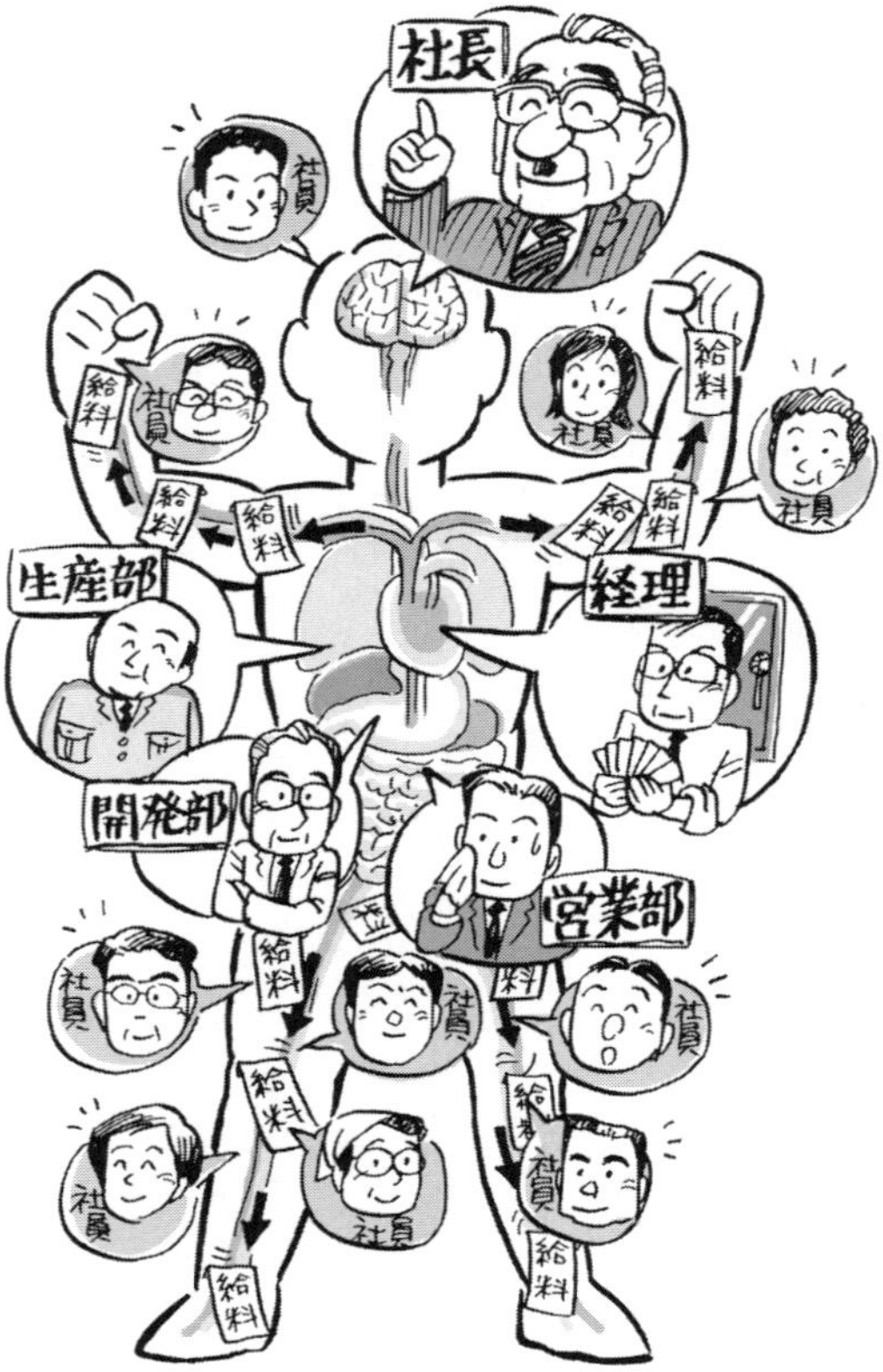

血液（給料）が行き渡れば身体（会社）は生き生きする

で、細胞の障害が減って長持ちし、結果として身体は健康を維持して長生きできるということです。

これに対して、それぞれの働きに見合った給料を出し渋《しぶ》る社長が率いる会社は、やがて役員も社員もやる気を失い、「この会社は泥舟《どろぶね》だ」と見切りをつけて退職する者が相次ぎ、資金繰りもうまく行かなくなって、ついには倒産の憂《う》き目に遭うでしょう。

これを身体にたとえれば、血流障害によるストレス性の諸症状ということになります。そのまま放っておけば、動脈硬化を引き起こす生活習慣病になったり、脳梗《こう》塞《そく》や心筋梗塞を起こしたり、がんができたり、老化が早く進行するなどして死に至ってしまうのです。

給料をはずむ社長になろう

それでは、十分に給料を支払えない社長は、どんな手を打てばいいのでしょうか。

もちろん、ちゃんと給料を支払えるように、会社としての経営資金を確保しなければばなりません。これを身体にたとえれば、栄養の摂取（食生活の改善）に相当すると思います。会社で言えば、取り引き銀行から新たな融資を取りつけるということでしょうか。

ところが、栄養を摂取したとしても、それを全身に送り届ける通路、つまり血管がノルアドレナリンの影響で狭くなっていては、臓器や細胞の隅々まで十分に行き渡りません。これが、血流障害によるストレス症状の一因となります。

では、どうすればいいのでしょう。要は、やる気を失っている役員や社員たちのストレス状態を軽減してやることです。疲れた役員や社員には十分な休息を与えるとともに、働きに報いるだけの給料を約束することで、再びやる気を取り戻してくれるならば、会社は立ち直るきっかけをつかめるはずです。

同時に、社長のそれまでの心遣いを改める必要もあります。景気が悪いからといって、リストラ（再構築）の名を借りた社員のクビ切りをするようなら、社員は疑《ぎ》心暗鬼《しんあんき》になり、力を発揮《はっき》できません。

それとは反対に、社長が「会社が経営できるのも役員や社員のおかげ」と感謝する心を持てば、社内にも喜びが満ちていき、社員は元気に働くことができます。要するに、会社を管理し引き締めるより、働きに見合った給料をはずんで、社員を勇ませるほうが、経営効率が高まるということです。

社長（脳）の胸三寸《むねさんずん》で、会社（身体）の命運は大きく変わるのです。

血管と高速道路の関係

ストレス性の諸症状を改善するには、血管を広げて血流を良くすることが最も大切だと述べました。この血管と血流の関係は、高速道路と車にたとえればよく分かります。

通常は三車線ある高速道路が、車線規制などで一車線になると、当然のことながら渋滞《じゅうたい》します。車線規制が厳しく、それが長時間になればなるほど、長い列をつくったトラックやマイカーがノロノロ運転を強《し》いられます。これでは運転手はイライラするばかりか、その地域における物流や人の往来にも支障をきたします。この状態を身体に置き換えれば、慢性的なストレスによって血管が収縮し、体内の老廃物や代謝物が溜《た》まって、血流が悪くなっているということです。

こうした血流障害を改善するには、まず車線規制を解除して（血管を広げて）やることです。そのためには、先ほど述べた〝給料をはずむ社長〟になることが何より大切なのです。

疲れ知らずでみずみずしい身体に

もう一つ、血流を良くするには、血液自体をサラサラにすることです。もし血液がドロドロの状態だったら、たとえ血管が広がっていても流れは良くなりません。高速道路を、積載量オーバーのトラックがノロノロ運転しているようなものです。

血液がドロドロにならないようにするには、梅干《うめぼ》しや黒豆、にんにく、たまねぎ、青魚やそばなど、血液改善効果の高い食品を心がけて食べることです。

そして、もっと大切なのは水分の摂取です。水、あるいは糖分やカロリーを含まないお茶類がお勧めです。これで体内の高速道路は、車線規制もなくスイスイと流れること請《う》け合いです。

そうなれば、髪の毛の二十分の一の細さの毛細血管にまで血液が行き渡り、全身の細胞が長く生き生きと働きます。すると、疲労回復が早くなり、新陳代謝も良くなります。こうして、疲れ知らずでみずみずしい身体が約束され、老化を遅らせることができるのです。

身体がリラックスすれば生活も変わる

ストレス解消法のあれこれ

一般に、ストレス解消法としてよく知られているのは、睡眠、入浴、休息、適量の飲酒、リラクゼーション（気晴らし、癒《い》やしとなるものの総称）、全身マッサージなどです。

近年は、ストレス社会の反動からか、都市部の人たちを中心に音楽療法、アロマテラピー（芳香療法）、アニマルテラピー（動物療法）、タラソテラピー（海洋療法）

など、各種の療法が人気を呼んでいます。いまや日本には一大〝癒やしブーム〟が到来していると言えるでしょう。

ただし、こうした療法を教えたり、治療する団体の中には、怪《あや》しげなグループやカルト宗教が関与しているものもありますので、十分な注意が必要です。

睡眠不足では長生きは望めない

ストレス解消法のうち、まず第一に取り上げるべきは睡眠です。

大人は普通、毎日六時間から八時間の睡眠を必要とします。不眠症のところでもふれたように、睡眠は心身を休ませるとともに、新陳代謝による老廃物を排出する働きがあり、人間の欲求の中で最も重要なものです。この欲求が満たされないと、体内はゴミだらけのような状態になり、どんなに栄養をとっても疲れはとれません。

もし人生の三分の一を寝床に入っているのはもったいないと、フランスの皇帝ナポレオンのように一日四時間しか寝ないとしたら、〝太い人生〟は生きられるかもしれませんが〝長い人生〟は到底望めません。

身体が疲れているなと感じたら、とにかく横になることです。眠れない場合には、軽い運動や、「ナイトキャップ」と呼ばれる就寝前の適量のお酒などで、睡眠に入りやすい工夫をしてみてください。もちろん、規則正しい生活習慣を身につけるためにも、できるだけ早寝早起きを心がけましょう。

流行のリラクゼーションとは

いま、リラクゼーションが若い女性を中心に流行しています。くつろぎや気晴しといった、さまざまな癒やしの方法を総称するものです。その内容は、ヨガ、太《たい》極拳《きょくけん》、エアロビクスなどの身体を動かすものから、身体の力を抜く呼吸法や自己催眠などによる自律訓練法のほか、大自然の美しい映像を鑑賞したり、耳に心地よい音楽を聴くなど、さまざまなバリエーションがあります。

要するに、自分がリラックスできるものであれば、それは広義の意味で、すべてリラクゼーションと言えるでしょう。

リラクゼーションの四原則

リラクゼーションを行う原則として、次の四点があります。

①静かで落ち着ける場所で行う。

②楽な姿勢をとる。

③軽い心理的な刺激を繰り返す（たとえば「気持ちが落ち着いている」とか「ひとーつ」という言葉を心の中で繰り返す）。

④受け身の態度に終始する（積極的にリラクゼーションが現れるように、あれこれ努力し、試みるのではなく、自然に身体や心がリラックスしてくるのを、焦《あせ》らずゆっくりと待つ）。

これらの原則を守りながら、簡単に行えるのが「ブリーフ・リラクゼーション」です。

〔準備〕

まずは準備です。静かな室内で、仰向《あおむ》けに横たわります。ソファーでも構いませ

リラクゼーションのための仰向け姿勢

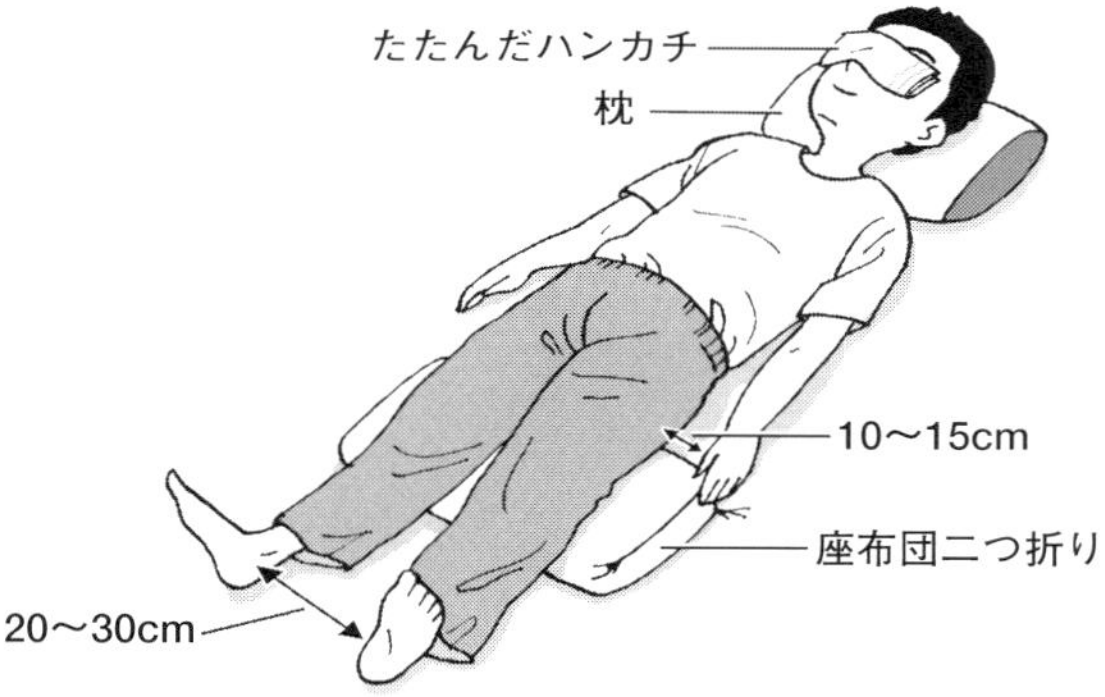

んが、最も望ましいのは畳《たたみ》です。

　イラストをご覧ください。両腕の力を抜き、脇腹《わきばら》から一〇センチから一五センチほど離しておきます。両脚《あし》も足首の所で二〇センチから三〇センチほど開きます。ひざの裏側に座布団《ざぶとん》を二つ折りにして当てます。このほうが、両脚がリラックスしやすいからです。

　また、目に入る光をさえぎるために、カーテンを引いて室内を薄暗くするか、ハンカチを細長くたたんで、両目の上に乗せます。これで準備完了です。

〔進め方〕

まず、軽く目を閉じます。次に全身の力を抜きます。両腕、両脚を畳の上に投げ出した形になっているので、その重みが感じられるようになればいいでしょう。十分にリラックスすると、手足や指の先端が充実して膨《ふく》れてくるような感じや、しびれるような感じが現れてきます。また、温かくなってくることもあります。上下の歯もかみしめることなく、力を抜いておきます。

頭の中は何も考えず、空っぽにすることです。初めのうちはいろいろと雑念が浮かんできますが、気にしないことです。心の中でゆっくりと「気持ちが落ち着いている」「とてもリラックスしている」と、息を吐きながら交互に唱えていると、だんだんと雑念が減っていきます。この言葉の代わりに、息を吐き終えるたびに「ひとーつ」と心の中で繰り返しても構いません。

とにかく、深いリラクゼーションが得られたかどうかを気にしないことです。受け身の態度を保ち続け、リラクゼーションが自然に現れるのを待つ、という心構えが基本となります。

呼吸とリラクゼーション

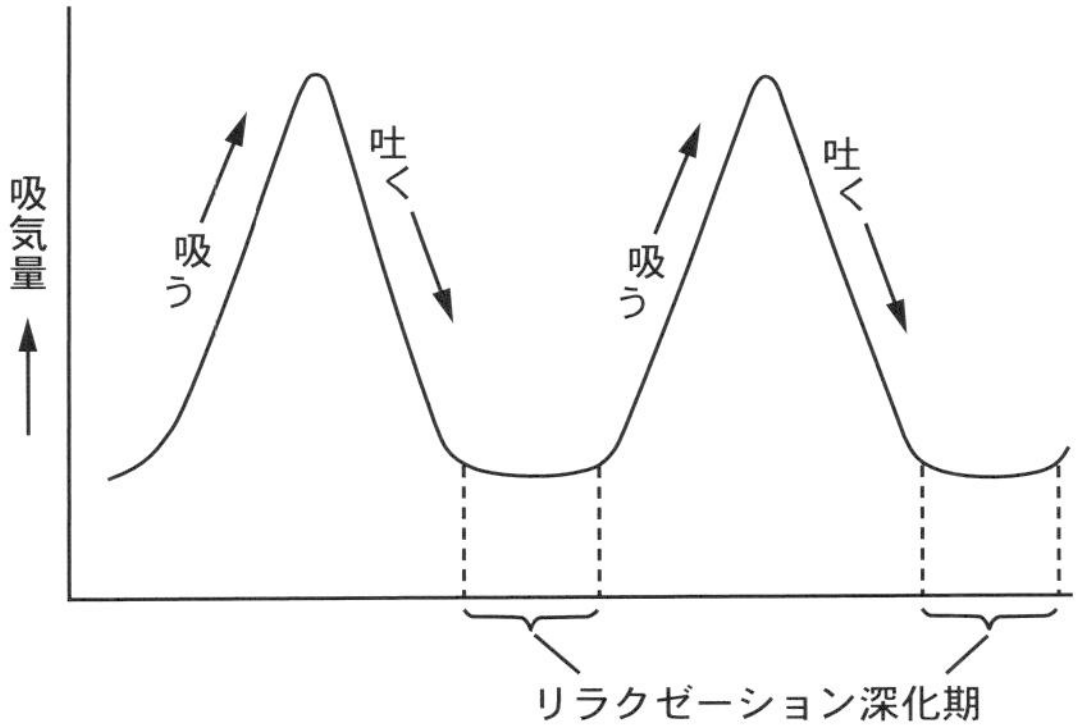

〔呼吸〕

呼吸は口からでなく、鼻からゆっくりと静かに行います。息は必要以上に吸い込みません。とくに、息を吐くときは自然の勢いに従い、吐くというより、空気が肺から自然に出ていくのをそのまま放置しておく、という形になるのが理想的です。

また、吐き終わってもすぐに吸うのでなく、吐き終わったままの呼吸静止状態が数秒間続いたあと、それから吸い込みが自然に始まるというふうにしたいものです。リラクゼーションは、とくに息を吐き出したあとの数秒間の呼吸静止のときに深まるからです（前ページのグラフ参照）。

〔練習回数と時間〕

練習は一日三回、一回の所要時間は十分から十五分とします。最後の一分は、目を開けたままの姿勢を続け、そのあと起き上がるようにします。

〔練習上の注意〕

①食後二時間以内は消化活動がリラックス反応をさまたげるので、なるべく避けたほうがよい。

②とくに練習用の服装というものはないが、身体を圧迫したり、束縛《そくばく》感を与えるような身支度《みじたく》は避ける。メガネや腕時計を外す、ベルトなどを緩《ゆる》める、上着や靴下《くつした》を脱ぐなどは効果があり、望ましい。

③実施に入る前に、排尿、排便などは済ませておき、実施中にそのことに気をとられないようにしておく。同じ意味から、極端な暑さ、寒さ、空腹なども避け

る。

④リラクゼーションの感覚がつかめない場合には、筋緊張と対比させてみるとよい。（内山喜久雄『ストレス・コントロール』〈講談社〉参照）

リラクゼーションの効果

リラックス感が得られると、肩と首の筋肉にかかっていた余計な力が自然に抜けていきます。すると、血圧が下がり、脈拍《みゃくはく》が落ち着いて、皮膚《ひふ》の温度が上がってきます。さらに体内の新陳代謝が活発になり、老廃物の浄化や壊れた細胞の修復が促されるのです。

要するに、しゃちこばって身構えた状態を、いかに解放するかが大切なのです。身構えると、心臓は血圧を上げて「闘争か、逃走か」の臨戦態勢に入ろうとします。毎日意識して全身の力を抜くように心がけていると、身体はすこぶる快調になっていきます。

医者としての無上の幸福感

このような効果から、私は「とにかく血液の循環を良くすることなら、なんでもいいからやってみてください」と患者さんに勧めています。そして、血液は身体の給料であることを分かりやすく説明して、慢性のストレス状態で機能的症状に悩んでいる患者さんが、元気と健康を取り戻せるように、医学と精神の両面からアプローチしているのです。

こうした取り組みを通して、患者さんがストレスに対処する心構えを意識するようになり、生活習慣を少しずつ変えていくと、やがて顔色が良くなり、生き生きとしてくるのが手にとるように分かります。そのころには、あれほど悩まされた症状も、すっかり軽快しています。そのとき私は、医者として無上の幸福感に浸っているのです。

脳は心と身体の決定権を持つ

人生至る所にストレスあり

先ほど、血液は身体の給料で、脳はその給料を支払う社長だと述べました。脳神経外科的に言えば、そのようなたとえがふさわしいと思いますが、精神医学的には、社長である脳とは、心の働きを指しています。

人生はストレスの地雷原を歩くようなものです。いつ、どんな出来事に見舞われて、ストレス状態になるか分かりません。とにかく〝人生至る所にストレスあり〟というのが、ストレス本来の性質ならば、重要なのは、ストレスに対処する私たちの身体的・精神的な能力です。心構えや行動の仕方次第で、ストレスをつくり出したり、持続させたり、あるいは悪化させたりするからです。すなわち、ストレスの違いが結果の違いではなく、ストレスへの一人ひとりの対処の違いが、結果の違いとなって現れてくるのです。

「心一つが我がの理」

これを医学的に説明するならば、「自分の脳で起こることは、すべて自分に決定権がある」と理解することが、健康と長寿をもたらす出発点なのです。

哲学的な言い方をすれば、自分の主人公は心で、心が幸福と感じれば自分が幸福になり、不幸と感じれば自分が不幸になるということです。

天理教では「心一つが我がの理」といいます。つまり、自分の願い通りではなく、自分の心の使い方通りに結果が出てくるという教えです。これは、まぎれもない人生の真理だと思います。

個人と環境の相互作用の副産物

ストレスとなる出来事が身近に迫ってきたとき、心が融通無碍《ゆうずうむげ》で（何ごとにもとらわれず）、安定していれば（前向きに感謝する心を持てれば）、ストレスをストレスと感じることなく、やり過ごすことができます。また、そのストレスを能動（善玉）ストレスとして受けとめれば、逆に、やる気を生み出すことも可能です。

要するに、自分に与えられた状況をどのように解釈するかが、ストレス反応を生じさせるか否かの分岐点となります。ストレスは、あくまで個人と環境の相互作用の副産物にすぎないのです。

人生は顔つくりの歴史

「中年になれば、自分の顔に責任を持て」とよくいわれます。世の中には優しい顔、たくましい顔、穏《おだ》やかな顔、生き生きした顔、怖い顔、険しい顔、甘い顔など、さまざまな顔をした人がいます。この違いはどこからくるのでしょうか。

人の生きざまは、そのまま顔に現れます。「人生は顔つくりの歴史」といっても過言ではありません。もちろん、その骨格や造りは、両親から受け継いだ遺伝子によって決定されていますが、表情は、その人の心ばえによるので、顔から受けるトータルな印象は、心の姿そのものと言えるでしょう。

私の外来に来られる患者さんの顔を見ていると、それぞれの人生がにじみ出ているようで、まさに〝顔は歴史〟だとつくづく思います。

また、診察室に入ってこられるときの表情で、患者さんのおおよその体調が分かります。表情に精彩《せいさい》がなく、顔色が青ざめているときは、必ずと言っていいほどストレス状態に置かれているものです。

顔とは不思議です。男前や美人であるなしにかかわらず、年のとり方によっては、なんとも言えない素晴らしい表情になっていきます。その一因として、肌のみずみずしさや顔の色艶《つや》などが大きく影響しているといわれています。

老化とは、まさにみずみずしさが失われて枯れていくこと、つまり水分が減っていくことを意味しています。体内の水分量は、成人では体重の約六〇パーセントを占めていますが、加齢とともに、水分の占める割合は減少していきます。

高齢者でも実際の年齢より若く見える人は、表情が生き生きとしています。それは、ストレスのない穏やかな心の状態が血行を良くし、肌の水分が失われにくくなっているからです。

要するに、幾多のストレスを乗り越え、少々のことには動じない心の強さを培《つちか》ってきた歴史が、血色の良い、晴れ晴れとした表情をつくっているということです。

第7章
ストレス人生を陽気ぐらし人生に

私が脳神経外科を志したわけ

生い立ちと育った環境

脳の働きとストレス、人間の生き方とストレスの関係について、私が強い関心を持つようになったのは、高校生のころに医者を志したことと深くかかわっています。

私のふるさと、山梨県北巨摩郡高根町《きたこまぐんたかね》は、近くに別荘地・清里《きよさと》がある八ケ岳《やつがたけ》の麓《ふもと》の山深い地です。私は、ここに古くからある天理教の教会に生まれました。昭和二十六（一九五一）年のことです。

当時、天理教の教会は、世間の無理解もあって、いわば四面楚歌《しめんそか》のような厳しい状況に置かれていたようです。祖母と両親は人だすけに専念していたので、とくに収入の道を講じることもなく、教会にお供えしてくださる信者さんの浄財で、つましく暮らしていました。

私が生まれたとき、祖父はすでに亡くなっていました。第二次世界大戦中、日本は石炭をエネルギー資源として重要視していたため、天理教の信者たちは、当局の意向により、やむなく「ひのきしん隊」を編成して各地の炭鉱へと出かけました。その隊長を務めていた祖父は、終戦から間もなく、憔悴《しょうすい》しきって亡くなったのです。

祖父の夢をかなえるために

祖父には夢がありました。教会の裏手の山に診療所を開設し、身体《からだ》の面は医学によって治療を施すとともに、心の面は天理教の信仰によって生き方を改めてもらうように導くこと、つまり、医療と信仰の両面から病む人をたすけることを念願していました。

その話は後年、父から聞かされました。そして、祖父の夢は父の弟に託されましたが、実現には至りませんでした。

こうして三世代にわたる永関《ながせき》家の夢を実現するべく、二男である私に白羽《しらは》の矢が立ったのです。私は地元の高校に通っていましたが、将来の進路を考え始めた二年生のころに、父から「おまえ、医者にならないか？」と言われました。

それまでは外交官、パイロット、航海士など、海外に出て活躍する職業を夢見ていたので、正直言って、医者という仕事は考えてもみませんでした。あとで知ったことですが、祖父母と両親は、社会的立場のある人に天理教の教えを伝えるうえで、学歴や教養といったものも将来きっと必要になると考えていたようです。

私自身、医者は人のいのちを預かる重い仕事だと知ってはいましたが、実際問題として、医者になるには莫大《ばくだい》なお金がかかり、貧しい教会の息子が医学を志すなど到底無理だろうと思っていました。

ところが、そんな心配は無用でした。当時の国立大学の授業料は、すべての学部で月千円だったのです。医学部は六年間の在学が義務づけられているので、私が学校に納めた授業料の総額は、七万二千円という今日では考えられない安さでした。

「奇跡的な治癒を医学的に解明せよ」

六年間の学業を終えるころ、専門を何にしようかという段になって、私は大いに悩みました。考え抜いた末に脳神経外科を志望したのです。

脳神経外科を選んだのは、脳は人間の身体のコントロールタワーであること、また、人間の精神活動の中心となる臓器であり、いわば脳は〝心の座〟である、ということが大きな理由でした。

振り返ってみると、父から「医者にならないか？」と勧められたときに、大きな命題が与えられていたことを思い出しました。

その命題とは、

「天理教の信仰者の中には、医者がさじを投げたような重い病気を、信仰によって奇跡的にたすけていただいた人が大勢いる。その現象を医学的に解明せよ」

という難解なものでした。

医療と信仰の両面からアプローチ

父から与えられた命題をクリアしていくために、心と身体の接点である脳の機能を科学的に検証することが、私の第一の研究テーマとなりました。

中枢《ちゅうすう》神経を扱う脳神経外科では、脳腫瘍《しゅよう》、脳卒中《そっちゅう》、頭部外傷による頭蓋骨《ずがいこつ》内の異常病変を手術するほか、脳の機能障害を中心とした疾患《しっかん》群（手の震え、顔面のピクツキ、顔面や手足の痛み、言語障害などの人に特有の高度な脳の機能障害）の外科的治療や研究なども行います。これらの経験を積み重ねるうちに、脳の働きとメカニズムがだんだんと分かってきました。

さらに、山梨医科大学医学部付属病院で脳神経外科の助手、講師、助教授として十五年間務め、その間、アメリカのジョージワシントン大学に文部省在外研究員として留学する機会にも恵まれました。ここでは主に、脳の手術の専門的な研修を受けることができました。

平成十（一九九八）年四月には、群馬県にある沼田《ぬまた》脳神経外科循環器科病院の院長として迎えられ、四年余り務めました。そしてこの春、長年の夢であった医療と信仰の両面から病む人にアプローチするクリニックを、ふるさと山梨の地で開くことになったのです。

人だすけに生きた祖母と両親

ところで、私が生まれた昭和二十六年当時は、戦後の名残がまだそこかしこにあるころでした。どの家庭も衣食住に恵まれない時代でしたが、高度経済成長の兆《きざ》しが見えた三十年代に入っても、教会生活は相変わらず楽ではなかったように記憶しています。

そんな中でも、祖母と両親は人だすけに身も心も捧《ささ》げるような生き方を貫いていました。私にとって生き方のすべての原点は、この三人にあるといっても過言ではありません。

「誠真実」の人だった祖母

まず、祖母から学んだのは「誠真実《まことしんじつ》」ということでした。

誠真実とは、天理教の言葉です。病に苦しむ人や人間関係に悩む人、難儀不自由な状態に置かれている人に、なんとしてもたすかってもらいたいという心と行動をいいます。

祖母はまさしく、その誠真実に徹した人でした。「人に優しく己《おのれ》に厳しく」を地でいくような生涯《しょうがい》を生きたように思います。

私が高校生のころ、祖母は私が運転するバイクの後ろに乗って、信者さんの家々を回り、天理教の話を取り次いでいました。その間、私は外で待っていたこともありましたが、ほとんどの場合は家の中に入れてもらうので、祖母の話が知らず識《し》らずのうちに耳に入っていました。そんな経験が、今日の私の心の糧《かて》となっていることを、最近になってつくづく思います。

父の教えは「へこたれるな！」

父から学んだことは、信仰の道に対して真っ直ぐに、かつ厳しく生きよ、ということでした。

天理教では「理」という言葉がよく使われます。これは、神様に働いていただく筋道といった意味です。父は、どんなに時代が進もうとも、どんなに異なる文化の国でも、理というものは不朽《ふきゅう》不変である。そして、この天の理を、すべての判断の

〝ものさし〟とするよう、私たち兄弟に厳しく仕込みました。

父の口癖《くちぐせ》は「強い人間になれ！」でした。「人生にはいくつもの越えなければならない坂がある。それらの坂に出合ったとき、決してへこたれてはいけない！」と、事あるごとに私たち兄弟を叱咤激励《しったげきれい》しました。

大学生になって、一緒に酒を酌《く》み交わすようになると、父は「人間は自由である。自由であるがゆえに、己に厳しくあらねばならない」と、しきりに話していました。私の人生観や生き方のすべてにわたって、この父からの仕込みが息づいていると感じています。

また、世の中のあらゆる動きや出来事の中に神様の配剤を感じ取り、その神意を悟ることが大切だと教わりました。父は今年八十歳になりますが、世の中を震撼《しんかん》させるような事件が起こると、父なりの考えを地元紙の読者欄に投稿して、信仰的なものの見方を積極的に社会へ提示しています。

姑（親）を立てきった母

そんな父の良き伴侶《はんりょ》であった母は、いつも笑顔を絶やさず、冗談を言っては周囲をなごませる明るい女性《ひと》でした。家庭では姑《しゅうとめ》（親）を立てきり、夫を信頼しきって、その後ろを必死についていったように思います。

教会という所には、いついかなるときでも、悩みを抱えた人たちが出入りします。その相談を、一手に引き受けるのが教会長です。その教会長である父のもとへ嫁いだ母の苦労は、並大抵ではなかったと想像します。

それゆえに祖母は、嫁への仕込みというより、教会長夫人という立場の母に対して、より厳しく接していたようです。時には、陰で涙する母の姿を見たこともありますが、祖母が八十八歳で亡くなったとき、「おばあちゃんの厳しい仕込みがあったから、いまの私がある」と涙ながらに話していました。

信仰を〝ものさし〟に診療活動

こうした三人の生き方は、私の精神的な基盤づくりに大きな影響を与えています。

すなわち、祖母からは「誠真実」を、父からは「強い人間たれ！」ということを、母からは「親を立てきる」ことを、理屈ではなく、日常生活の中から根気よく教えてもらったように思います。

それは精神面ばかりでなく、私が医学を志すうえに、さらには脳の働きを知ることで、心と身体のかかわりを研究しようと思い立つきっかけにもなっているのです。

そして、私という人間の基盤には、天理教の教えが確かに根づいていて、医者としての私の考え方や行動の揺るぎない〝ものさし〟となっていることを、あらためて実感しています。

「八つのほこり」はストレスの指標

「八つのほこり」とは

天理教の教えは、医学の世界から見ても、実に興味深いものがあります。その一つが「八つのほこり」です。

天理教の教祖である中山《なかやま》みき様は、人間が生きていくうえで注意するべき心遣いを、八種類に分けて説かれました。それは「おしい（惜しい）」「ほしい（欲しい）」「にくい（憎い）」「かわい（可愛い）」「うらみ（恨み）」「はらだち（腹立ち）」「よく（欲）」「こうまん（高慢）」で、これを総称して「八つのほこり」といいます。

ほこりというたとえは、心というものの性質を表すうえで巧みだと思います。人間は知らず識らずのうちに小さな悪《あ》しき心遣いをしてしまいがちです。いわば、その心遣いは、ほこりのように微細なものですが、油断をすると、いつの間にか積もり重なり、ついには拭《ふ》いても掃《は》いても容易に取れなくなってしまいます。

このように、ある心の傾向がとくに強くなった結果として、現れてくる姿を「いんねん」といいます。いわゆる因と縁、原因と結果という関係です。

「病のもとは心から」

天理教では、心のほこりを積んだ結果としてのいんねんが、水晶玉《すいしょうだま》のように透《す》き通っているべき人間の魂《たましい》を曇《くも》らせてしまい、これが病気の原因となる。そして、心遣いと病気のこうした関係を「病のもとは心から」と教えられているのです。

ちなみに、病気については、次のように説かれています。

――病気というのは、この世と人間を創造された、親なる神様からの尊い〝メッセージ〟である。神様は、子供である人間が、真の兄弟姉妹として互いにたすけ合い、陽気に暮らす姿、すなわち「陽気ぐらし」を切に望んでおられるが、人間はわが身勝手な心を使って、病気の原因となる心のほこりを積んでいる。

親なる神様は、人間が陽気ぐらしの生き方へと改めるように、天保《てんぽう》九（一八三八）年十月二十六日、大和《やまと》の農家の主婦であった教祖《おやさま》・中山みき様に入り込まれ、そのお口を通して教えを伝えられた。教祖は、自らの心遣いを省みて生き方を改めるのなら、どんな重い病でも治らないことはない、神様は世界中の人間をたすけてやりたい親心でいっぱいである、と説かれた。

つまり、病気というのは、より良き道へと子供の手を引いて導かれる、親ならではの〝手引き〟である――。

日々の反省の手がかりに

ことわざに「親の意見となすびの花は千に一つも無駄《むだ》はない」といいます。たしかに、善《よ》かれと思っての尊い親の意見なのですが、子供の立場からすると、耳に痛い話が多いので、なかなか素直にハイと言えないものです。

これに似て、病気という神様からのメッセージも、子供の行く末を思うあまりの〝手引き〟であったとしても、人間は強情なところがありますから、なかなか素直にハイと聞き分けられるものではありません。しかし、そのように頑《かたく》なに心を閉ざしていては、人間はつらく苦しい思いをしなければなりません。やはり、病気は避けたいのが人情です。

ならば、親の意見を聞く、つまり病気の原因である悪しき心遣いを改めることしか、病気を避ける方法はないのです。神様は、子供である人間に「自分自身の心の姿を常に省みて、絶えずほこりを払うように心がけなさい」と諭《さと》されているからです。その反省の手がかりとなるもの、いわば、ほこりを払う〝ほうき〟となるものが、八つのほこりの教えだと思います。

個人の争いから「文明の衝突」まで

こうしたほこりの心遣いは、もとをただせば、人間の性《さが》ともいえる我欲からきています。もし、こうした心を抑えることなく、自分さえ良ければ他人はどうでもいい、いまさえ良ければあとはどうなってもいいと、銘々《めいめい》が利己的に刹那《せつな》的に生きるようになれば、欲と欲とが激しくぶつかり合って争いになってしまいます。

精神医学の観点から言えば、人と争うことは、両方の当事者にとって強いストレスとなります。個人と個人のいがみ合いや罵《のの》り合いは、やがては集団と集団との争いに発展し、大きくは国と国との戦争、果ては、最近のアメリカとアフガニスタンに代表されるような「文明の衝突」に至ってしまいます。

このような人類の生存を脅《おびや》かすような悲劇の原因が、実は、取るに足りないような一人ひとりの心のほこりにあるのです。言い換えれば、人間同士の些細《ささい》なストレスは、ひいては世界をむしばみ、人類を滅ぼしてしまう危険性をもはらんでいることを、私たちは肝《きも》に銘じるべきでしょう。

「ほこり」の教えに通じるストレス理論

天理教で説く「ほこり」の教えは、精神身体医学でいう「ストレス」理論に通じるところがあると私は考えています。たとえ小さなストレスであっても、その状態が長く続くと、ストレス性のさまざまな症状が現れるように、心のほこりが積もり重なれば、ついには心と身体がむしばまれて病気になってしまう、というパターンはよく似ています。

そこで、私たちが病気にならないように予防するためには、日常のストレッサーを受動（悪玉）ストレスとしないよう、生起してきた不都合な出来事を、自分にとっての有意義なメッセージとして真摯《しんし》に受けとめ、能動（善玉）ストレスとすることが大切です。そのような文脈で「八つのほこり」を捉《とら》え直すならば、とても分かりやすい指標となるのではないでしょうか。

「とらわれの心」がストレスを生む

その際、第一章で老化を防ぐ心構えとして紹介した「とらわれないこと」が、ほこりを払う〈受動〈悪玉〉ストレスとしない〉ためのキーワードになります。

このことについて、「おしい（惜しい）」という心遣いを例に説明してみましょう。「おしい」とは、「物惜しみ」や「骨惜しみ」という言葉があるように、出すべき物を出し惜しむことや、労苦をいとい仕事をなまけること、また心の働きを惜しむことなどを指しています。こうした心遣いは、楽をしたい願望からきているのですが、人間というのは厄介《やっかい》なもので、ある心の傾向がとくに強くなると、そのとらわれが本人の心をがんじがらめに縛《しば》りつけて、身動きできなくなってしまうものなのです。

たとえば「金持ちにはケチが多い」などと俗にいいますが、お金にとらわれてしまうと、小銭さえ出し惜しんでしまいます。結果として、周囲の目には「ケチな人」と映ります。お金持ちなのに、お金にとらわれると、小銭の出入りさえストレスになってしまうのです。

このように、なんとなく重荷に感じたり、気になって仕方がないという心のありようは、ストレス状態にあると言えます。つまり「とらわれの心」がストレス状態を生み出しているのです。

「にくい（憎い）」というほこりで言うならば、人への憎しみにとらわれると、その心が鏡に反射するように自分自身に返ってきます。それがまた、ストレスの種となるのです。

「かわい（可愛い）」の場合、わが身可愛い、身内が可愛いという心は自然な感情なのですが、それも「過ぎたるは及ばざるがごとし」で、身びいきの感情にとらわれ過ぎると「可愛さ余って憎さ百倍」になってしまいます。もちろん、これもストレスとなります。

要は、物事にとらわれないように心がけていれば、ほこりを積む機会は減るのです。また、無意識のうちにほこりを積んでも、常に「とらわれていないか」と心のありようを点検することで、ほこりを払うことができると思います。

教祖の綿ぼこりのお話

天理教の教祖は、こんなお話を残しておられます。

「綿畑から摘《つ》んできた綿の実は、白く美しいものである。しかし、その綿の実を打って綿をつくる間に、たくさんの綿ぼこりが出る。こうしてできた綿は、柔らかくきれいなものである。

ところが、この綿から糸を紡《つむ》ぐうちに、また多くの綿ぼこりが出る。できあがった糸は、なんの汚れもない美しい糸である。その糸で布を織る間に、また綿ぼこりや糸くずが出てくる。

織り上がった布は、どこにも余分なもののない美しく立派な綿布である。この綿布を裁断し、着物を縫《ぬ》い上げるまでには、裁《た》ちくずや糸くず、綿ぼこりが出てしまう。

このように、綿から着物になるまでには、どれほどほこりが出るか分からない。それと同じように、人間の心のほこりは、いくら無いように見えても、ほこりが出ないということはない。ここをよく思案せよ」

人生の主人公として

この逸話から、私たちはどのように思案をすればよいのでしょうか。ストレス理論と重ねて考えると、人間はストレスにさらされることなく生きられないように、心のほこりを積まずに生きることはできない、ということではないかと思います。

そうであるならば、ほこりを積まない（ストレスを感じない）ように細心の注意を払って生きるより、ほこりは知らず識らず積んでしまうもの（ストレスはそこかしこに当たり前のようにあるもの）と捉え、ほこりを払うことに努める（ストレスを受け入れ、能動〈善玉〉ストレスとしていく）ほうが、より充実した人生を送ることができる、ということになります。

要は、いかに前向きに生きるか、人生の主人公として自分自身をどう成長させたいのかという、本人の意思一つにかかっているのです。

第8章
人生の“臨界点”を超えていこう

「病のもとはストレスから」

明るく前向きな人は免疫力が高い

心臓と循環器の名医として知られる杏林《きょうりん》大学名誉教授の石川恭三《いしかわきょうぞう》博士は、世間でよくいわれる「病は気から」を科学的に研究しているユニークな先生です。

石川博士は、自分は健康であると思っている人と、自分は健康ではないと思っている人の二つのグループに分けて、長期に及ぶ健康調査を行いました。

すると、この二つのグループに所属する人のうち、治療を受けたり薬を飲んだりといった医学的な面では差がないような人でも、両者の病気による死亡率を比べてみると、不健康を自認しているグループの死亡率が、健康を自認しているグループより二倍も高かったというのです。

こうした結果から、石川博士は、明るく前向きな人の免疫力は高く、病気になりにくいということ、そして、うつ状態と病気には大きなかかわりがあるということを報告しています。

過労死・突然死が急増中

すでに述べたように、慢性的なストレスが末梢《まっしょう》血管を収縮させて高血圧症にしたり、血糖値を上昇させる物質を増加させて糖尿病になったり、あるいは突然の不整脈を引き起こすなどして、生活習慣病や突然死の原因になることが、国内外の多くの専門家によって指摘されています。

アメリカのデューク大学で、心筋梗塞《こうそく》と心理的ストレスの関係について調査したところ、心理的ストレスによって心筋梗塞が起こりやすいという結果が出ました。

また、日本の中高年世代では、過労死はもとより、仕事上のストレスから突然死（発症後二十四時間以内に死亡）する例が増えており、その原因として心臓病および脳卒中《そっちゅう》が七割から八割を占めている状況です。

ストレスは諸病を引き起こす要因、つまり「病のもとはストレスから」なのです。

高齢者はストレスに耐え抜いた世代

現代社会において、私たちがあらゆるストレスから解放されることはあり得ないと思います。そうであれば、日常的にはストレスとうまく付き合っていくしかないのです。

時には、思いもよらない災害や惨事に出くわすことだってあります。そんな場合は〝付き合う〟というレベルを超えていますから、目の前のストレスに果敢《かかん》に立ち向かわざるを得ないでしょう。なんとしても、その困難（節《ふし》）を乗り越えなければ、先へ進むことはできないのです。

考えてみれば、戦前と戦中、さらに戦後を生き抜いてこられた私たちの先輩たちは、現代社会よりもっと強大で過酷《かこく》なストレスにさらされていたのではないでしょうか。

戦中は国民総耐乏《たいぼう》生活を強《し》いられました。衣食住のすべての面で満たされないばかりか、常に死と隣り合わせの緊張した毎日だったと想像します。

ようやく終戦を迎えても、身内をなくし、すべての財産を失った人々は、廃墟《はいきょ》の中で、なすすべもなく立ち尽くしたことでしょう。いや、今日《きょう》という日を生きるためには、そんなゆとりすらなかったかもしれません。

やがてＧＨＱ（連合国軍総司令部）による占領政策が始まると、先行きが見えない不安感にさいなまれるような日々だったと思います。

戦争体験世代は〝サバイバー〟

いま思えば、現代日本の土台は、焦土《しょうど》から力をふり絞って立ち上がった先輩たちの、不屈の精神によって築かれたものでした。未曾有《みぞう》の難局を乗りきり、生き抜いた先輩たちは、私たち戦後世代では想像もつかない強大なストレッサーに敢然と立ち向かい、現実を受け入れ、一人ひとりの心の中で昇華してこられたはずです。

その結果として培《つちか》われた精神的なたくましさ、身体的な強靭《きょうじん》さが、実は、現代日本の高齢社会を生んだ要因ではないかと私は考えています。つまり、戦争を体験した世代は、あらゆるストレスに耐えて生き残ってきた〝サバイバー（生存者）〟であり、私たち以降の世代とは比べようもないほど、身体的にも精神的にも強い抵抗力を備えていることは間違いないと思います。

要するに、ストレスへの身体的・精神的な抵抗力は、人生の荒波の中で培われ、鍛えられるものだということです。こうした能力には遺伝的な素因もあるかもしれませんが、そのほとんどは、この世に生まれ落ちてから獲得されたもののはずです。ストレスに立ち向かうことで、こうした強靭な抵抗力が身についたといっても過言ではないでしょう。

子供の姿は大人社会の〝写し絵〟

もとより、現代社会においても、一人ひとりが人生における身体的・精神的なハードルをいくつも越えていく必要があることは言うまでもありません。とくに、青少年の教育という観点からは、重要なテーマになると思います。

いまの家庭や学校はストレスに満ちていると考えられていますが、戦中・戦後と比べれば、いわば温室のような環境です。快適すぎるがゆえに、その半面、管理されて窮屈《きゅうくつ》なゆえに、いじめやひきこもりや暴力などの問題行動も起きますが、それでも子供たちが健全に育つ環境としては、十分に整えられています。

そんな中で、受験以外にとくに厳しい試練はなく、純粋培養のように育てられてしまうと、やる気がなく、将来への夢も持てず、無気力で、すぐにキレやすい若者が出てくるのは、仕方のないことなのかもしれません。

その責任は、間違いなく私たち大人の側にあります。なぜなら、大人（親）たちが人生行路のナビゲーター（道案内役）を十分に果たしていないばかりか、子供たちが将来の目標としたくなるような存在になり得ていないからです。不道徳なことが公然とまかり通る世の中では、もはや大人は、子供の憧《あこが》れの対象ではなくなったのかもしれません。子供たちの無気力な姿は、まさに大人社会の〝写し絵〟と言えるでしょう。

生き残る力を養ってこそ

ここで断っておきたいことがあります。いくら現代が、戦中・戦後に比べて、ぬるま湯のような社会だからと言っても、私は、かつての不幸な耐乏時代の再来を望んでいるわけでは決してありません。物の豊かさも長寿も平和な社会も、人間の幸福にとって必要な条件です。それが満たされるのは、何より喜ばしいことだと思います。

しかし、そのように穏《おだ》やかな環境の中で大切に育てられても、耐えがたいほどのつらい思いをしたり、突然に不幸な目に遭うことはあり得るのです。そのとき、押し寄せるストレッサーの荒波に耐え得る足腰の強さを身につけていなければ、足元をすくわれ、流されてしまうかもしれません。

もし押し流されたとしても、泳ぎが上手《じょうず》なら、自力で岸までたどり着けるだろうし、波間に浮かんで救助を待つこともできます。そのような〝生き残る力〟を養うことが、いまの時代には必要だと思います。

言うまでもなく、その生き残る力とは、あらゆるストレスに耐え得る、また挫折《ざせつ》から雄々しく立ち上がる身体的・精神的な強さなのです。

人生の〝臨界点〟超え、心の器を広げて

「臨界」とは

平成十一（一九九九）年九月、茨城県東海村《とうかいむら》の原子力発電所の関連施設で、大規模な事故が発生しました。原子力関連施設の事故としては戦後最悪の事態であり、大騒ぎになったことは、まだ記憶に新しいところです。

このとき、一般にはなじみの薄い「臨界《りんかい》」という言葉に注目が集まりました。『広辞苑』によると「①さかい。境界。②〔理〕物理的性質が不連続的に変《かわ》る境界。特に原子炉で、核分裂連鎖《れんさ》反応が一定の割合で維持されている状態」とあります。要するに、臨界とは、ある一定の限界を超えたときに生じる反応のことです。その限界を「臨界点」といいます。

私は、この概念をストレス理論に応用できるのではないかと考えています。

「艱難汝を玉にす」

現代の若者にとって、辛抱《しんぼう》、忍耐、根気という言葉は、もはや死語と化しているようですが、人間の成長にとっては、きわめて重要なことばかりです。努力や苦労がもたらす身体的・精神的な負荷によって、人間性が磨《みが》かれるからです。

「艱難汝を玉にす《かんなんなんじ》」という言葉があります。人は困難や苦労を経験し、克服していくことによって、あたかも地中から掘り出された粗玉《あらたま》が美しい玉に磨き上げられるように、人格が練磨《れんま》され、立派な人間に成長するという意味です。その語源は「逆境は人を賢明にする」という西洋のことわざにあるそうです。苦労が人を育てるということは、洋の東西を問わない真理なのでしょう。

これをストレス理論に置き換えるならば、強い負荷のかかるストレッサーが目の前に現れたとき、「よし、頑張るぞ！」「やるしかない！」と真正面から受けとめて能動（善玉）ストレスとなし、困難を克服していくということになると思います。そうした経験を積み重ねていくところに、身体的・精神的な臨界点をいくつも超えることができ、ひいては人間としての〝心の器〟を広げることにつながるのではないでしょうか。

「へこたれるな！」と言い聞かせて

私自身、これまでの歩みを振り返ってみると、厳しく鍛えられることで、身体的にも精神的にも限界に近い状況を乗り越えたとき、通常では味わえない満足感を得られたように思います。

学生時代、私はサッカー部に所属していましたが、毎日の練習は、それはつらいものでした。医者になってからも、一日に三十人を超える患者さんの診察をしたあと、夕方から数時間に及ぶ手術を行うこともしばしばでした。

七年前、山梨医科大学に在籍していたときのことです。脳の底面から右頬《ほお》にかけて、こぶし大のがんを摘出《てきしゅつ》する難しい手術に携わりました。耳鼻科の教授とともに、五十四時間ぶっ通しの手術となりました。

その間は食事もとらず、トイレにも行かず、休みなしでメスを握り続けました。これは、大学病院内の手術時間の最長不倒記録（？）といわれています。もちろん、手術は成功です。その患者さんは後日、歩いて退院されました。

そのような心身ともに緊張を強いられるハードな仕事をこなさなければならないとき、私自身も思わず音《ね》を上げそうになりますが、あのつらかったサッカーの練習を思い起こし、また、父の「へこたれるな！」という言葉を自分に言い聞かせて、気持ちを奮い立たせ、困難を切り抜けたことが何度もありました。

ストレスの方程式

このように、自分自身の力で臨界点を超えられる場合はいいのですが、人生にはいくら頑張っても望んだような結果が出ず、報われないことが少なからずあるものです。そのようなときは、どうすればいいのでしょうか。

ここで、ストレスの方程式を紹介したいと思います。

ストレスの度合いは、周囲に対する要求の量によって決まります。これを式に表すと、次のようになります。

ストレス＝要求－（予見性＋周囲の援助や支え）

（宗像恒次、一九九二：改変）

つまり、将来への見通し（予見性）と、いま自分自身が周囲から受けている援助や支えを足したものより、人や物に対する要求が多ければ多いほど、ストレスは大きくなるということです。

逆に言えば、現在から近い将来にかけて、ある程度見通しが利き、「私は満たされている」「愛されている」「支えられている」と思える心の状態であれば、人や物への要求は小さくなります。すると、ストレスもおのずと小さくなり、心が穏やかになって、感謝の気持ちが湧《わ》いてくるという好循環になるのです。

ですから、たとえ努力が報われなくても、周囲が本人の頑張りを認めてくれたら、精神的に納得することができるのです。そのような評価を与えてくれるのは、やはり家族でしょう。もし家族がいなくても、周囲の人と良好な人間関係を築いていれば、心の支えになってくれます。

また、自分の努力がきっと将来の成功につながるはずだという見込み（予見性）

があれば、ストレスは減って、やる気が起きてきます。しかし「人生一寸先《いっすん》は闇《やみ》」というのが一般的な認識ですから、先行きに期待できずにマイナス思考に陥《おちい》ると、心はいよいよしぼんでしまいます。

起死回生は〝腹を決める〟

ここで、人は大きな岐路に立ちます。「人生はなんて理不尽《りふじん》なんだ」と思うか、「この試練は神様から与えられたもの。もっと成長するようにと期待されているんだ」と思うかで、結果は大きく違ってくるのです。

理不尽と思ってしまえば、責任をほかに転嫁《てんか》したくなって挫折してしまいます。一方、神様の期待と前向きに受けとめれば、最後のひと頑張りに賭《か》けてみようという強い決心、いわば〝腹を決める〟ことができます。この固い心を定めることが、人生の岐路における起死回生の秘訣《ひけつ》なのです。

このように、自分の身辺に起こってくることを、天理教では「成ってくるのが天の理」といい、そのときの決心を「心定め」といいます。身の回りに生起することはすべて、天の配剤によって、いんねんにふさわしく本人に課せられた命題であるから、それを喜んで受けとめ、解決に向けて懸命に努力する腹を決めることが大切なのです。

成功と失敗の境界は、案外このへんにあるのかもしれません。

理性の力でプラス思考に

これをストレス理論に置き換えてみましょう。

――押し寄せるストレッサーを能動（善玉）ストレスとなして努力を続けたが、結果は報われず、心身ともに疲れ果て、ついには受動（悪玉）ストレスに陥りそうになった。そのとき前頭葉《ぜんとうよう》の新皮質が司《つかさど》る理性的な心、強い意思の力で、心の向きをプラス思考に切り換えることによって、アドレナリン系の意欲的な行動力がみなぎり、限界状況、つまり臨界点を超えることができた――という図式になるでしょう。

こうして理性の力が少しずつ鍛えられると、人格的な成長が進み、〝心の器〟が広がっていくのです。その意味では、ストレスこそ、心身を成長させるエネルギー源と言えるかもしれません。

心身を静かに休ませる時間を

とはいえ、人間はやはり弱い存在です。強いストレスに見舞われると、どんなにタフに見える人でも、一時的にくじけてしまいます。気を張って威勢よく生きている人ほど、内面はもろいものなのです。

人は突然の悲劇に襲われたとき、心に深い傷を負い、その後遺症で心身にさまざまな影響が現れます。こんなときは、やはり時間の経過が何よりの薬となります。心と身体を静かに休ませる時間が必要なのです。

周囲もそのことを理解して、心身が癒《い》やされて本人が立ち上がる日まで、温かい心で見守りましょう。むやみやたらに励ますことは、弱っている精神状態には、それこそ無用のストレスともなりかねません。家族や周囲の人は、そのことにくれぐれも注意してください。

第9章
信仰を持つ医者から四つの提言

ストレスを受け入れ、心の器を広げよう

忘れられない医者としての〝初心〟

医療と信仰の両面から、ストレスをキーワードに、健康で生き生きとした人生を送る心構えと行動について述べてきました。ここで、これまでの話をもとに、信仰を持つ医者として、四つの提言をしてみたいと思います。

まず、第一の提言は「ストレスを受け入れ、心の器を広げよう」ということです。私たちの身の回りに生起してくる姿は、もしかすると〝親なる神様からの試験問題〟という側面があるかもしれません。自由に使える心を使って、子供である人間がどんな答えを出すのか、試しておられるように思えるときがあります。

ここで、若いころの苦い経験をお話ししたいと思います。決して忘れてはならない、私にとって医者としての〝初心〟ともいえる出来事です。

かつて勤めていた病院で、夜間の当直をしていたときのことです。救急患者が連続して来院し、その対応を終えてようやく眠りに就《つ》いたら、またしても急患の電話がかかってきました。眠気といら立ちがない交ぜになった状態で救急車を迎えたとき、私はストレッチャー（寝台）に寝かされた患者さんに向かって「なんでこんな時間に来るんだ！」と怒鳴《どな》りつけてしまったのです。

次の瞬間「しまった！」と思いましたが、あとの祭りでした。医者としてあるまじき行為に、恥ずかしさを超えて、悔やんでも悔やみきれない思いをしました。以来、私は「患者さんに向かって決して怒らない」と肝《きも》に銘《めい》じたのです。医者としての「こうまん（高慢）」の鼻が折れた瞬間でした。

「どんと来い！」と腹を決める

それからというもの、私は常に「神様から試されている」と考えるようになりました。どんなに忙しくても、どんなに疲れていても、医者として患者さんに向かうときは、

「おまえは、これくらいのことが受けられないのか？」

「いったい誰のおかげで仕事をさせてもらっているのか？」

「健康ということへの感謝が足りないのではないか？」

と自問自答を繰り返すのです。

そのたびに私は「これは〃もっと成長しなさい〃という神様からの試験問題に違いない」と思い、「さあ、どんと来い！」と腹を決めるのです。

〃偉い医者〃でなく〃立派な医者〃に

私の母校である群馬大学医学部の初代教授で、恩師の一人でもある川渕純一《かわふちじゅんいち》先生は、学生に向かって口癖《くちぐせ》のようにこう話しておられました。

「患者さんは〃医者の教科書〃です。患者さんが医者に教えてくれるのです。だから、患者さんを決して怒ってはだめだよ」

これは、決して忘れられない戒めの言葉となっています。医者になって四半世紀が経《た》った今日でも、恩師から教えていただいたこの精神は〃私の背骨〃となっています。

ある人からは、こんなことを言われたことがあります。

「世の中には〝偉い医者〟はいっぱいいる。でも〝立派な医者〟は少ない」と。

患者さんを怒るような〝偉い医者〟には決してなるまいと、あらためて胸に刻んだことでした。

〝神様の試し〟というストレッサー

医療を行うのが、医者としての当然の務めであることは言うまでもありません。そうとは重々知りつつも、疲労がピークに達しているときや、病気やけがで苦しむ患者さんが時間を選ばずに救急車で運ばれてくるようなときには、これも〝神様の試し〟であり、〝成ってくる理〟と私は受けとめています。

何事も自分のペースで運ぶならば、ストレスには感じないのですが、世の中そうまくは行きません。自分の思い通りにならないこと、自分にとって不都合と思われる出来事は、一種のストレッサーです。今日《きょう》は午前も午後も診療で忙しかったから、夜の当直はゆっくり眠りたいと思っていても、その通りにはならないものです。また、そんなことを考える日に限って、交通事故が起こって救急車でけが人が運び込まれたり、入院中の患者さんの容体が急変したりします。それは単なる偶然の一致にすぎないのですが、マイナス思考に陥《おちい》ると、人は「自分だけがひどい目に遭っている」という被害妄想《もうそう》を抱いてしまいがちです。

成長した自分をイメージしながら

深夜、世間が寝静まっているときに、日本中の救急病院に急患が運ばれています。当直医は眠気をこらえて、平常心を保とうと努めながら懸命に診療を行います。こうした葛藤《かっとう》は、医者に限らず、どんな世界のどんな仕事に携わる人にも、必ずつきまとうことだと思います。世界中で日夜、ストレスとの闘いが繰り広げられているのです。

常住坐臥《じょうじゅうざが》、いま、そこにあるのがストレスの本質です。ならば、この〝成ってくる理〟を泰然《たいぜん》と迎えられる心構えをつくることが大切です。そうなるためには、ストレスを乗り越えた向こうに、心身ともに一歩成長した自分がいるとイメージしてみてください。いつの日か、きっと「ストレスよ、来るなら来い！」と受けとめられるようになると思います。

自己管理能力を磨き、依存体質から抜け出そう

心配も過ぎてはアダになる

第二の提言は、「自己管理能力を磨《みが》き、依存体質から抜け出そう」です。

外来の患者さんを診察していて、最近とくに感じることがあります。それは、多くの患者さんが、薬の副作用を強く意識しているということです。

もちろん、薬の副作用を知ることは、服用する際の大切な注意事項ですので、患者さんとしては当然それを意識するでしょう。どんな薬にも必ず、一長一短があるからです。

最近では、処方された薬に、その効用と副作用を明記した「薬剤情報提供書」が添えられています。その中で、副作用の症状として胃部不快感、手のしびれ、口渇《こうかつ》感などが示されています。

患者さんとしては、その記載内容が気になるのでしょうが、心配も過ぎてはアダになります。薬を飲むたびに胃が重いような感じがしたり、手がしびれる、口が渇《かわ》くというような感覚をおぼえ、これは薬の副作用に違いないと、病院に来て訴えられる人が少なくありません。

たしかに、薬の副作用という面があることは間違いないのですが、その多くは、副作用を気にするあまりの典型的なストレス症状でもあるのです。その判断は、個々の例によって異なりますが、私の経験から言えば、副作用にとらわれ過ぎたためのストレス症状というケースが目立つように思います。

この場合、そのまま飲み続けるわけにはいかないので、薬をやめざるを得なくなります。こうした現象は、薬を変えたときによく見られます。

自助努力を忘れた姿が目につく

このように、心理的ストレスが身体症状となって現れる背景には、何ごとにつけても自分以外の誰かの、また何かのせいにしたくなる心理が潜《ひそ》んでいるように思えてなりません。

頭痛で来院する患者さんに、肩こりからくるストレス症状だと説明すると、「それなら帰りにマッサージを受けに行きます」と言われます。マッサージに行くのはいいのですが、それだけに頼ろうとするのでなく、自分にできること、たとえば肩を回したり、体操をしたり、お風呂に入って血行を良くしたりと、やるべきことはたくさんあるのに、それをしないで、人やお金に頼ろうとする患者さんが多いのです。自助努力を怠っているのです。

その揚げ句に、「お金と時間をかけてマッサージに行っても、ちっとも良くならない」と不満を言い、肩をいからせるので、余計に肩が凝《こ》って頭痛がひどくなるという結果になってしまうのです。

依存体質がストレスの原因

生活習慣病は自らの欲望との闘いです。塩気のあるものを食べたい、霜降りの牛肉を食べたい、できるだけ運動をしないで美味《おい》しい物をたくさん食べたいといった欲求は、すべて高血圧や糖尿病あるいは高脂血症の温床《おんしょう》となります。

プラグマティズム（実用主義）の国・アメリカでは、肥満の人、タバコをやめられない人は、管理職への道を閉ざされるといいます。自己管理さえできない者が、部下の管理や仕事のマネージメントなど到底おぼつかないだろうと考えるからです。

日本でも、肥満にならないように日ごろから運動を心がけたり、カロリーをコントロールして標準体重を保つなど、欲望を抑えて摂生《せっせい》していく生活習慣病の予防は、飽食の時代にあって、自己管理ができるか否かが試される一つの試金石《しきんせき》とも言えるでしょう。

ストレス方程式（↓225ページ）でいう「要求」、すなわち自分以外の誰かや何かに頼ろうとするその依存体質こそが、まさしくストレスの原因になっていることを忘れてはいけません。

自己管理能力を磨こう

このような傾向は、何も医学の世界だけの話ではありません。私たちの身の回りにもたくさん見受けられます。

わが子が非行に走った原因を学校のせい、社会のせい、ついには責任の持って行き場を失って、時代のせいだと言い立てる親がいます。そんな親に限って、育てた親としての責任を認めて、自分のせいだとはっきり言う例をほとんど聞いたことがありません。

相変わらずの政治腐敗にしても、長びくデフレ不況にしても、政治家が悪い、官僚が悪い、銀行が悪い、企業が悪いと言うのは簡単ですが、投票や納税や消費活動などを通じて、世の中に少しでも関与しているのであれば、そうした批判の目は、当事者へはもとよりですが、同時に自分自身にも向けるべきだと思います。

要は、自分以外の人や物のせいにする依存体質から抜け出して、自己管理能力をもっと磨くべきだと訴えたいのです。

愛と誠――二十一世紀は人のために生きよう

年齢・対処能力に応じて悩みは現れる

第三の提言は、「愛と誠――二十一世紀は人のために生きよう」です。

人生には、耐えて努力して乗り越えなければならない臨界点がいくつもあります。その一つひとつは、人生のステージごとに違う形で現れるのですが、不思議なことに、その時々の年齢や対処能力に応じた困難さを伴っているものです。

このことは、少し考えれば、すぐに合点《がてん》が行きます。私たちの悩みは、自分の身の回りのこと、家庭や隣近所や会社などの範囲におおむね限られています。それよりも大きな問題、たとえば自治体の財政難やゴミ処理の問題、ひいては日本の経済不況や外交問題などは、本人にも多少の影響はありますが、眠れないほどの切実な悩みにはなりません。

つまり、ある問題が目の前に表面化したとしても、本人にとって解決不可能なことは、悩みやストレッサーにはなりにくいのです。裏返せば、本人が解決できる能力を持ち合わせているからこそ、そのテーマが〝わが事〟として認識され、悩みやストレッサーになるのだと思います。

年齢にふさわしい乗り越える力を

子供が社会生活の第一歩を初めて踏み出すのは、保育園や幼稚園の入園時です。そのとき幼い子供は、未知の世界の体験を楽しみにすると同時に、少なからず不安を覚えます。これ以降、小学校、中学校の義務教育を経て、高校受験、将来の進路を左右する大学受験と、どれも当事者にとっては高いハードルに見えるものです。こうして人生の節目ごとに、超えなければならない臨界点が次々と現れてきます。

不登校、中途退学、ひきこもりなどは、その時々に超えるべき臨界点を超えられないでいる姿だと思います。いわば、その年齢にふさわしい乗り越える力が、十分に養われないまま臨界点を迎えてしまったのでしょう。だから、そのための時間を必要としたり、一時的な回り道をしているのかもしれません。

フリーターは社会人のストレスを避けている!?

社会人になれば、もっと大きな負荷がかかってきます。まず、自分が進んだ道が果たして自分に向いているのかどうか、自問自答することになります。

自分のやりたい仕事が見つからない、自分の専門や得意分野が生かせないなどの悩みならまだしも、なんとなく仕事がつまらないとか、上司が気にいらないなどの理由で、入社後すぐに辞める若者が増えているそうです。

決まった仕事に就《つ》かず、アルバイトなどで当座の生活をしのぐフリーターの中には、進路を慎重に見極めたくて猶予《ゆうよ》期間を欲している人もいるでしょうが、その多くは、社会人というストレスの多い生活を避けたい意識が働いているように思えてなりません。

会社に長く勤めて経験を積んでいくと、中間管理職となって責任が増すとともに、上司からの命令と部下からの突き上げの板ばさみとなって苦しむことにもなります。

その両者の折り合いがつかないとき、自分はどうあるべきかと決断を迫られます。
これも胃が痛くなるような、つらい臨界点です。

結婚生活も臨界点を超える積み重ね

結婚生活もまた、ある意味では臨界点を超える積み重ねと言えそうです。付き合っているころは、趣味や考えが合うので、うまくやって行けそうな予感がするのですが、いざ一緒に住み始めてみると、お互いの素顔や本音が少しずつ見えてきます。すると、こんなはずじゃなかった、なぜ私の心を分かってくれないんだろうと、お互いに相手を責めたり、一人で思い詰めたりすることになり、この状態のままにしばらく耐えようか、いっそのこと別れてしまおうかという臨界点を、いくつも超えなければなりません。

真の夫婦愛は、こうした葛藤《かっとう》の末に育《はぐく》まれていくものだと思います。

自己中心的な人は臨界点を超えにくい

ところで、こうした岐路に立ったとき、自分のことしか考えない人は、臨界点を超えられずに苦しむことになります。

自己中心的な人は、自分にも他人にも要求が強いので、それがかなえられないとストレスは高まるばかりです。そのような態度を長くとっていると、信用をなくすので、必然的に応援や支援が減っていきます。さらに、周囲から見放された孤独感がストレスに輪をかけるので、ますます臨界点を超えられなくなってしまいます。

人のことを考えられるということは、それだけ許容量が大きい、つまり心の器が広いという証《あかし》です。いくつもの臨界点を超えてきた人の勲章《くんしょう》なのです。「人に歴史あり」です。

ですから、人のことをいつも考えるように心がけていると、自己を抑制する心（理性的な心）が次第に鍛えられていきます。そんな人には、おのずと信望も集まります。こうして、自分自身の力と周囲の支えによって、少々のストレスでも超えていけるようになるのです。そして、それが自信につながるのです。

人のために生きるのが幸福への王道

現代は、たしかにストレスに満ちた社会ではありますが、私たちは、戦中・戦後の激動期を乗り越えてきた先輩のように、たくましく生き抜く力を十分に身につけてはいません。この混迷する二十一世紀を生きるには、人のことを思う、人のために生きることが、幸福への王道だと思います。

それは、愛と誠の精神です。

私が院長を務めた病院では、医療従事者と職員全員に対して、この精神を持つように訴え続けました。当初はほとんど無反応でしたが、関係者一人ひとりに節目が現れたとき、私自身がその精神をもって懸命に事に当たるうち、少しずつ浸透していきました。このことが、結果として、病院を挙げて患者さんを温かく迎える雰囲気づくりにつながっていったように思います。

たとえ一日一分でも人のことを祈ろう

愛するということは、とても大きく広い心ですから、それを実践するのは並大抵ではありません。まずは妻や子供、親兄弟、親戚《しんせき》など、自分に深いかかわりのある人たちときちんと向き合い、親密な関係を築いていくことから始まります。そして、心と心で結ばれた強い絆《きずな》をもって、誠の心で人に接するのです。

誠ということも愛と同様に、人のために献身的に生きる精神ですから、一朝一夕《いっちょういっせき》に身につくものではありません。

そこで、自分の身の回りを注意深く観察してみてください。それまでは気づかなかったかもしれませんが、病に苦しみ、トラブルに悩んでいる人が身近なところに必ずいるはずです。その人のために、たとえ十秒でも一分でも構いませんから、なんとかたすかってもらいたいと念じるのです。これは、心がけ次第でできると思います。

そうした小さな積み重ねによって、人の悩みや苦しみというものが、それこそ痛いほど、こちらに伝わってくるようになります。以心伝心《いしんでんしん》です。

その祈りは、やがて居ても立ってもいられない心境となり、愛と誠の具体的な行動へと駆り立てることでしょう。

老いも若きも健やかな人生を生きよう

人のことを考えると自分は後回しになる

最後になりましたが、四番目は「老いも若きも健《すこ》やかな人生を生きよう」という提言について、青少年と成人に分けて述べてみたいと思います。

人のためにあれこれ心を使っているとき、自分のことは後回しになっています。そして、そんなときに心ない言葉をかけられたり、失礼な態度をとられても、普段よりはゆとりをもって受けとめることができます。それは、前頭葉の新皮質が司《つかさど》る理性的な心が働いているからです。

いまどきの青少年が、なんでもない些細《ささい》なことで、突然にキレて暴力を振るうのは、小さなストレスが、脳の視床下部《ししょうかぶ》や辺縁系《へんえんけい》が司る本能的な心に火をつけ、理性的な心のブレーキが利かなくなってしまうことに原因があります。

「少年よ、理性を磨け！」

その意味では、アイデンティティー（自己）が確立されていない子供の場合、親の養育責任は限りなく大きいと言わざるを得ません。

幼いころから愛されることを知り、人生は楽しみに満ちていること、いのちは尊いこと、人間を超える大いなる存在があること、人の喜びを自分の喜びとすることを教え、耐えることや我慢することをきちんと仕込んでいくならば、たとえ未熟な青少年でも、本能的な心の自己管理はできるようになるはずです。

スポーツでも学問でも、宗教的な修行でも構いません。刺激はなんでも避けたほうがいいという考えが広がっているいま、適度なストレスを与えて心身を鍛えることが求められていると思います。

なぜ人を殺してはいけないのか

いまの日本の青少年に必要なのは、こうした宗教的教育だと思います。あらゆる宗教は、人を愛する、慈《いつく》しむ、親心で接するなど、生きるうえで人を大切にすることを絶対的な規範として教えています。そのことを守るには、どんなに軋轢《あつれき》があっても、殺したいほど憎くても耐え忍ばなければなりません。

もし、そうした規範が失われれば、殺人を犯した少年の衝撃的な問い「なぜ、人を殺してはいけないの？」に対して、大人は答えることができません。

「私が愛している人を失いたくないように、ほかの人が愛している人を失わせるわけにはいかない」という自明の答えは、宗教的・倫理的・社会的な制約によって理性的な心が磨かれ、自ら愛された経験がなければ、実感できないからです。

辛抱《しんぼう》、忍耐、根気を培《つちか》うために、「少年よ、理性を磨け！」と私は呼びかけたい。そして「親は子供に試練を与えよ！」と訴えたい。それこそが、青少年の人生を健やかなものにする、揺るぎない礎《いしずえ》になると私は信じます。

良き人間関係がストレスを和らげる

第一章で、九十三歳になるかくしゃくとした婦人の話を紹介しました。そのご婦人は「感謝すること」が長生きの秘訣《ひけつ》だと教えてくれました。診察をしていた私は、肩の力を抜き、ゆったりと焦《あせ》らずに生きるその老境の姿から、人間としての器の大きさをはっきりと感じたものです。

人間の器は目には見えませんが、心で感じることはできます。包容力のある人、寛大な人のもとには、花の香りに誘われる蝶《ちょう》のように、自然と人が集まってきます。

こうして多くの支援を受けられる人は、強いストレスに見舞われても、良き人間関係がそれを和《やわ》らげてくれます。耐えることもできます。その刺激を能動（善玉）ストレスとなすことで、血行が滑《なめ》らかになって健康な身体になるとともに、脳の老化を防いでくれるのです。

家庭の再建は住みよい社会の再建

良き人間関係といえば、その理想は家族でしょう。

学校や職場や地域でどんなに強いストレスを受けても、家庭の中に憩《いこ》いがあれば、くじけないで済みます。悲しみや苦しみを共に分かち合える良き家族関係は、ストレスを柔らかく受けとめる〝緩衝帯《かんしょうたい》〟だからです。子供を育てる世代には、そうした温かい家庭を築く使命があります。

家庭の崩壊が叫ばれる現代日本の状況が、実は、ストレス社会の温床《おんしょう》になっているのです。その意味で、家庭の再建は、住みよい社会の再建でもあるのです。

自分の二十年先のモデルを探そう

昨年、『生きかた上手』（ユーリーグ）をはじめ、数々のベストセラーで社会現象を巻き起こした〝サバイバー〟がいます。九十一歳にして現役医師として活躍されている、聖路加《せいろか》国際病院理事長で同名誉院長の日野原重明《ひのはらしげあき》先生です。

日野原先生は『人生百年　私の工夫』（幻冬舎）という著書の中で、高齢者には刺激というストレスが必要だと述べておられます。その一つが、人との出会いであり、そのリアリティー（現実）にふれることが大切だと指摘されています。そして、自分にとっての〝生きた教科書〟として、年のとり方のモデルとなる人を探すようにと勧めておられます。

「電車の中でも街角でもいいから、自分のだいたい二十歳先と思われる年齢の人を探して吟味《ぎんみ》することです。四十歳の人なら六十歳を、五十歳の人は七十歳を、六十歳の人は八十歳を、そして七十歳なら九十歳の人の中から、自分の二十年先のモデルを探すのです」

「成人よ、健やかに老いよ！」

私にとって、理想的な年のとり方をしている人は誰かといえば、天理教信仰のひたむきな求道者である父親です。八十歳にして衰えることのない好奇心、いまも旺《おう》盛《せい》な人だすけの情熱、自らを厳しく律する生活態度……。どれを取っても、いまの私には太刀《たち》打ちできません。父の年になったとき、ああなれたらいいなあ、と密《ひそ》かに思っています。その憧《あこが》れが、自分自身を鼓舞する活力源でもあるのです。

人生の折り返し地点である四十歳を過ぎたら、自分の目標とする人を探してみてください。そして、その人のことを徹底的に観察し、話を聞いてみるのです。

人生を生きるうえでストレスから逃れられないように、病むことも老いることも死ぬことも避けるすべはありません。だから、どのように病むのか、どのように老いるのか、そしてどのように死を迎えたいのかを、モデルとする人の人生に対する取り組み方を通して、自分なりにアレンジしてみるのです。

どういう人間になりたいかは、どういう人生でありたいかと同義語だと日野原先生は述べられています。私も同感です。

中年以降の世代は、近い将来に必ず訪れる〝ゴール〟を目指して、「健やかに老いる」生き方を積極的に求めていくべきだと思います。

「成人よ、健やかに老いよ！」

解説
制圧の医療から
共生の医療へ

山本利雄《やまもととしお》
天理よろづ相談所病院「憩の家」元院長・医学博士

著者はかねてから、「近代医学は科学的根拠や傍証《ぼうしょう》のないものを、すべて闇《やみ》に葬《ほうむ》り去り、心と医学はまるで水と油の相いれない分野のごとく扱ってきた」と主張していることに、私は深い関心を抱いていた。また、すべての疾患《しっかん》の少なくとも八〇パーセントは、心理的な色彩を帯びている、という米国の学者の指摘を重視していた。これは言葉を換えると、病気を治す主役は医学技術だけではなく病人の心である、という観点とも言えるであろう。

医療の基本姿勢は身体を強くすること

古代ギリシャの医者で〝医学の祖〟といわれるヒポクラテスの時代から二十世紀初頭に至るまで、病気を治すのは身体《からだ》であり、医者（医療）の基本姿勢は身体を強くすることにあると考えられてきた。図1に示す〝共生の医療〟である。「包帯を巻くのは私だが、治すのは神だ」という謙虚な姿勢が守られてきた時代であり、日本にも古来から〝手当て〟というすばらしい表現がある。病気に手を当てるのではない。病人に手を当てて強くなってもらおうという考え方である。こうした考え方が、この著書の随所に現れてくる。

「本来、病院は、病気を治すというより、病気が治るための手助けをする所です。病気が治るための手助けとは、身体に備わっている自然治癒《ちゆ》力を引き出す、いわば病気の原因となるウイルスや細菌に対する免疫《めんえき》力を高めるということです」

「医者は、患者さんの生の〝援助者〟ではあっても〝責任者〟にはなれません。言い換えれば、患者さん自身が、良い意味でも悪い意味でも、自分の人生といのちに対する責

図1　共生の医療

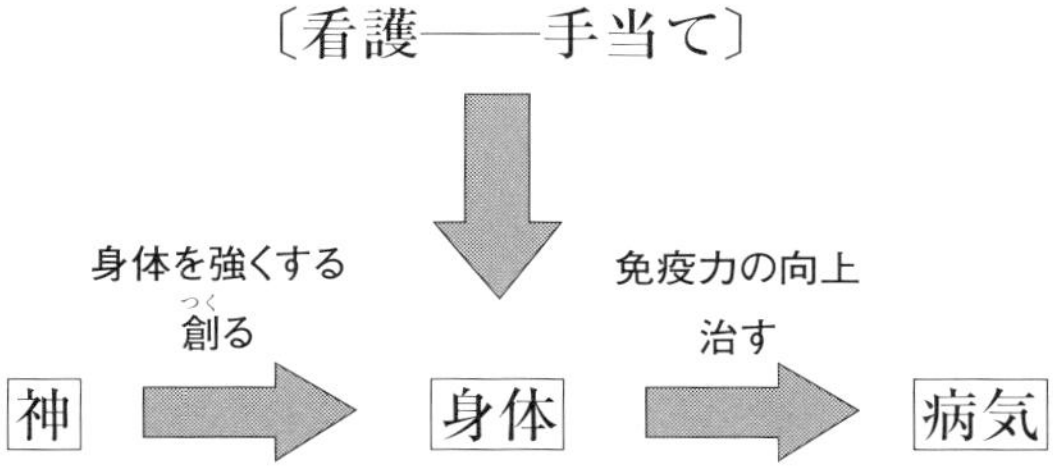

〔病気を治すのは身体である〕
アンブロアーズ・パレー「包帯を巻くのは私だが、治すのは神だ」

任者だということです。『生きる意思のあるところに生がある』という厳然とした側面が、人生にはあるのではないでしょうか」

　こういう思想が著者をして、

「来院する患者さんの中には、検査や薬だけでは根本的に治らないことがあります。やはり必要なのは、患者さんの心の入り口に立つことです」

と言わしめるのであろう。患者さんが病状を訴えてきているのに、検査データだけを見て、「どこも悪くありませんよ」と言う医者に耳を傾けてほしい言葉である。

「肉を切らして骨を断つ」医療でいいのか

一方、近代医療は、二十世紀中頃《ごろ》から大変貌《だいへんぼう》を遂げた。それは一九四一年、ペニシリンの精製を契機にした抗生物質の登場である。免疫力に頼るのではなく、抗生物質によって直接、細菌（侵入者）を殺す。さらに、化学療法剤（抗がん剤など）の開発、大手術（根治《こんじ》手術）の進歩と相まって、病気を治すのは身体ではなくして医療だという姿勢になった。図2に示す〝制圧の医療〟である。これにより、医者は病人に焦点を当てることがおろそかになり、病気を治すことのみに視点を奪われがちになった。

だが〝制圧の医療〟には、必ず副作用が伴う。抗生物質は肝機能に障害をもたらし、抗がん剤は免疫力を低下せしめる。根治手術は身体機能の著しい低下を招来する。その結果、本来病気を治す主治医である身体を逆に弱くし、免疫力は低下する。それでも「肉を切らして（副作用によってどんなに身体が弱くなっても）骨を断つ（病気が治ればそれでよいのだ）」という姿勢を貫こうとする。マスコミは先端医療の報道に目を奪われ、あたかも近代医学がほとんどの疾患に決定的な役割を演じているような情報を流す。民

図2　制圧の医療

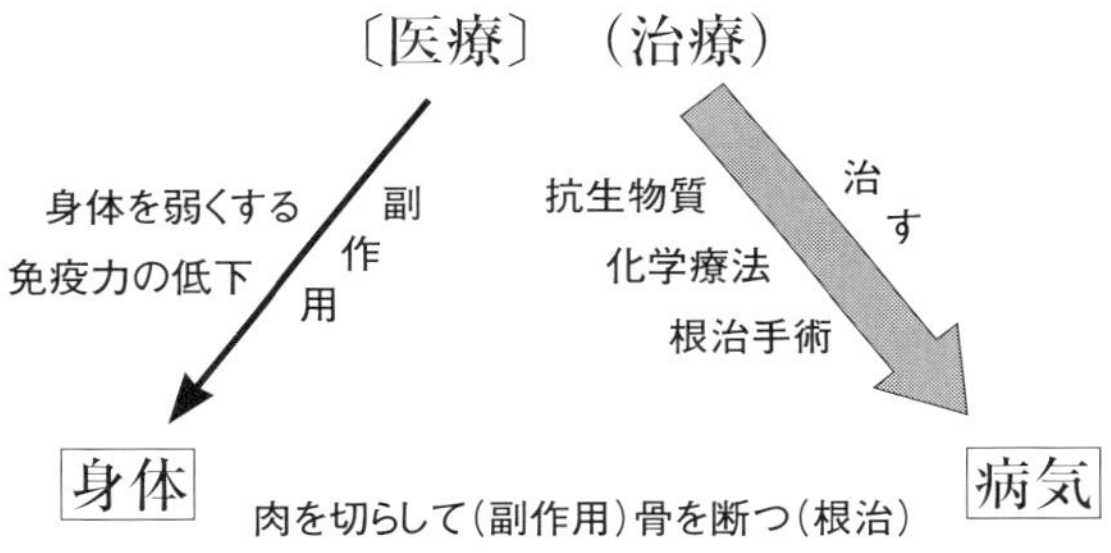

〔病気を治すのは医療である〕
〔侵略者〕である病原体を〔殺す〕ことを治療と考え、進入された肉体の一部〔がん病巣〕でさえ〔排除〕してしまう根治手術が医療の考え方の基盤となった。

衆も近代医療を過信して、病気になると大病院、専門医を求めて右往《うおう》左往《さおう》する。

「ニュー・イングランド・ジャーナル・オブ・メディスン」の編集長であるインジェルフィンガー（元ボストン大学消化器内科教授）は、一九七七年二月二十二日発行号に次の論説を載せた。

「近代医学を適用しても、八〇パーセントの患者は別に良くも悪くもならず、あるいは自然に落ち着くところに落ち着く。医師の働きは、それが有害でない限り、これらの原則的な経過に影響するところはない。一〇パーセントをやや上回る症例においては、確かに医療的な介入が劇的な成功をみせている。ただし残り七、八パーセントは、医師の診断や治療が適当でなかったために不幸な結果をまねいている」

これが、冷静に見た医療の現実であろう。

確固とした明るい陽気な疾病観

著者は、患者さんは〝医者の教科書〟という立場から、診療活動を具体的に報告する。「どう見ても七十五歳くらいかなと思ってカルテを開くと、なんと九十三歳と書いてあります。(中略)『その年までお元気なのは、どうしてですか?』すると、そのご婦人は、少し考えたあとで、『そうですね、感謝ですね』と話されたのです」

九十四歳になる、かくしゃくとしたご婦人は「とらわれないことですね」と、さりげなくおっしゃった、という。そういう経験から「感謝の心」と「とらわれないこと」が脳活動を活発にすることに気づく。脳の活性化が免疫力を高め、それが長寿につながるというのである。

また、著者は「一般に、喜びや幸福は〝追求〟するものだと思われていますが、私は、それらは当たり前のように身近にあるもので、心の眼で〝発見〟することが大切だ」と考えている。そして、自分に思いを寄せてくださる周囲の人たちの真実によって、いまの自分が支えられていることに気づき、やがては感謝の気持ちが芽生えてくる、と述べている。

著者は、信仰を〝ものさし〟に診療活動を行うことを堂々と宣言する。天理教の信仰を持つ脳神経外科医として「病のもとは心から」という教えに焦点を当て、その〝心〟を〝ストレス〟という視点から科学的に多角的に論じている。

その一つに、心理的ストレスの指標として「八つのほこり」を挙げ、心のほこりを払うことが大切だと言う。

「病気というのは、この世と人間を創造された、親なる神様からの尊い〝メッセージ〟である。神様は、子供である人間が、真の兄弟姉妹として互いにたすけ合い、陽気に暮らす姿、すなわち『陽気ぐらし』を切に望んでおられるが、人間はわが身勝手な心を使って、病気の原因となる心のほこりを積んでいる。（中略）つまり、病気というのは、より良き道へと子供の手を引いて導かれる、親ならではの〝手引き〟である」

ここに、著者の確固とした明るい陽気な疾病《しっぺい》観がある。

ユニークなストレス理論

この著書は〝ストレス〟ということに焦点を当てているが、

「ストレスについて論じるとき、ややもするとストレスが心身にもたらすマイナス面ばかりが強調されて、いわば〝鬼っ子〟のような扱いになってしまうのですが、実は、一般には見過ごされているプラスの面もあります」

そして、

「ストレスには『善玉』と『悪玉』がある」

というユニークな理論を展開する。

「能動（善玉）ストレス」は、免疫力を高めることを理論的に解説する。一方の「受動（悪玉）ストレス」は病気を招くという。その結果、「身体的・精神的ストレスが、免疫機能に影響を与えること」が素人にも分かりやすく解説されている。「善玉ストレスがやる気を生む」というところは非常に分かりやすく楽しく読める。


全編を貫いて強調されているのは〝免疫力の向上〟ということである。言葉を換えるならば、この解説の冒頭で述べた〝共生の医療〟、すなわち身体を強くすることの大切さを強調しているとも言えるであろう。

著者は、山梨県の八ヶ岳《やつがたけ》の麓《ふもと》にある山深い地の天理教の教会に生まれた。そして、きわめてつましい生活の中から宗教的人格が形成されていった。最も強い影響を与えたのは祖母、父、母だったという。祖母からは「誠真実《まことしんじつ》」を、父からは「強い人間たれ!」ということを、母からは「親を立てきる」ことを、理屈ではなく、日常生活の中から根気よく教えてもらった、と述懐している。

最後に「信仰を持つ医者から四つの提言」をしている。

第一の提言「ストレスを受け入れ、心の器を広げよう」

第二の提言「自己管理能力を磨き、依存体質から抜け出そう」

第三の提言「愛と誠――二十一世紀は人のために生きよう」

第四の提言「老いも若きも健やかな人生を生きよう」

一般の人だけではなく、とくに若いドクターにも是非《ぜひ》読んでもらいたい本である。

参考文献

○池見西次郎『心療内科』中央公論新社、二〇〇〇年
○池見西次郎『続・心療内科——人間回復をめざす医学』中央公論新社、二〇〇〇年
○高田明和『脳からストレスが消える——医学が証明した［脳内物質］の奇跡』光文社、一九九六年
○高田明和『すぐキレる脳　ムカつく心——危い心の処方箋』光文社、一九九八年
○高田明和『心のストレスがとれる本——脳生理学はここまで解明した』光文社、一九九七年
○長嶋洋治、渡辺由貴子、渡辺覚『図解雑学　ストレス』ナツメ社、一九九八年
○『Clinical Neuroscience』中外医学社、一九九四年
○久保田競『脳の手帖——ここまで解けた脳の世界』講談社、一九九五年
○フロイド・E・ブルーム著、久保田競監訳『脳の探検』講談社、一九九二年
○永田親義『活性酸素の話——病気や老化とどうかかわるか』講談社、一九九六年
○時実利彦『脳を育てる』三笠書房、一九八七年
○『国民衛生の動向』第47巻、二〇〇〇年
○川村則行『自己治癒力を高める』講談社、一九九八年
○貝谷久宣『脳内不安物質——不安・恐怖症を起こす脳内物質をさぐる』講談社、一九九七年
○大野裕『「うつ」を治す』ＰＨＰ研究所、二〇〇〇年

○藤本大三郎『長寿学――老化を防ぐ科学知識』筑摩書房、二〇〇〇年
○内山喜久雄『ストレス・コントロール』講談社、一九八五年
○ドナルド・マイケンバウム著、根建金男・市井雅哉監訳『ストレス対処法』講談社、一九九四年
○小林司『心の謎を解く150のキーワード――現代人の心の不思議がわかる！』講談社、二〇〇〇年
○スティーヴン・ロック、ダグラス・コリガン共著、池見酉次郎監修『内なる治癒力――こころと免疫をめぐる新しい医学』創元社、一九九〇年
○坪田一男『百歳まで生きる！［不老！］の方法』宝島社、二〇〇一年
○東京都精神医学総合研究所編『心のブラックホール――うつとアディクション（嗜癖）の病理』講談社、一九九九年
○安保徹『医療が病いをつくる――免疫からの警鐘』岩波書店、二〇〇一年
○菊地祐二『血液をサラサラにする生活術』講談社、二〇〇一年
○林道義『父性の復権』中央公論新社、一九八八年
○永六輔『大往生』岩波書店、一九九四年
○日野原重明『人生百年　私の工夫』幻冬舎、二〇〇二年
○『Clinical Neuroscience』中外医学社、二〇〇〇年
○ダニエル・G・エイメン『脳の健康が人生成功のカギ』はまの出版、二〇〇二年
○ジョナサン・H・ピンカス『脳が殺す――連続殺人犯：前頭葉の〝秘密〟』光文社、二〇〇二年

○永関慶博『北巨摩分教会六十年史』一九五四年
○永関慶博「人間独立論」『天理教学研究』天理教道友社、一九六九年
○永関慶博「心の自由について」『陽気』養徳社、一九七三年
○永関慶博「『高山』『上』布教に見る今日的布教」『陽気』養徳社、一九八一年
○永関慶博「因縁の命日『永関こう』」『陽気』養徳社、一九八二年
○永関慶博「『月日がありて』『律ありても』」『陽気』養徳社、一九八七年
○永関慶博「人間——この自由なるもの」『陽気』養徳社、一九九五年
○永関慶博「父親よ、親の座を放棄しないで」『陽気』養徳社、一九九九年
○永関慶博「理の証を求めて」『陽気』養徳社、二〇〇〇年
○永関慶博「『めえめえ思案』から『理の思案』へ」『陽気』養徳社、二〇〇一年
○永関慶重「用木科学者が考える臓器移植」『脳死・臓器移植を考える　天理教者の諸見解』天理やまと文化会議、一九九九年
○永関慶重『脳の不思議』G－TEN、一九八七年
○永関慶重『陽気ぐらしのすすめ——ストレスは超えられるか』天理教布教部福祉課、一九九九年
○永関慶重「お道らしく年寄る」『みちのとも』天理教道友社、二〇〇二年
○永関慶重「ストレスを越えて陽気ぐらしを」『あらきとうりよう』天理教青年会、二〇〇二年

●著者略歴

1951年(昭和26年)	山梨県北巨摩郡高根町生まれ
1977年(昭和52年)	群馬大学医学部医学科卒業、同脳神経外科入局
1984年(昭和59年)	山梨医科大学医学部付属病院脳神経外科助手
1987年(昭和62年)	医学博士学位取得
1990年(平成2年)	同医学部脳神経外科講師
1993年(平成5年)	同医学部助教授、文部省在外研究員として米ジョージワシントン大学留学
1998年(平成10年)	沼田脳神経外科循環器科病院院長
2002年(平成14年)	同名誉院長
2003年(平成15年)	山梨にて「ながせき頭痛クリニック」開院

ストレスが人を育てる

平成15年(2003年) 3月1日 初版第1刷発行
平成25年(2013年) 4月18日 初版第6刷発行

著 者 永関慶重

発行所 天理教道友社
〒632-8686 奈良県天理市三島町271
電話 0743(62)5388
振替 00900-7-10367

TENRIKYO DOYUSHA

印刷所 株式会社 天理時報社
〒632-0083 奈良県天理市稲葉町80

ISBN978-4-8073-0480-6
定価はカバーに表示